Delineating Organs at Risk in Radiation Therapy

肿瘤放射治疗危及器官勾画

〔意〕吉安皮耶罗·奥斯里·塞法罗

编著　〔意〕多梅尼克·珍诺维斯

〔美〕卡洛斯·佩雷兹

主译　何　侠　冯平柏

天津出版传媒集团

天津科技翻译出版有限公司

著作权合同登记号:图字:02-2013-296

图书在版编目(CIP)数据

肿瘤放射治疗危及器官勾画/(意)塞法罗(Cefaro,G. A.),(意)珍诺维斯(Genovesi,D.),(美)佩雷兹(Perez,C. A.)编著;何侠等译.—天津:天津科技翻译出版有限公司,2014.7
书名原文:Delineating Organs at Risk in Radiation Therapy
ISBN 978-7-5433-3400-7

Ⅰ.①肿…　Ⅱ.①塞…　②珍…　③佩…　④何…　Ⅲ.①肿瘤－放射疗法－影响－人体器官－研究　Ⅳ.①R730.55　②R322

中国版本图书馆 CIP 数据核字(2014)第 120062 号

Translation from English Language edition:
Delineating Organs at Risk in Radiation Therapy by Giampiero Ausili Cefaro,
Domenico Genovesi and Carlos A. Perez.
Copyright © 2013 Springer Milan.
Springer Milan is a part of Springer Science + Business Media.
All Rights Reserved.

授权单位:Springer-Verlag GmbH
出　　版:天津科技翻译出版有限公司
出 版 人:刘 庆
地　　址:天津市南开区白堤路 244 号
邮政编码:300192
电　　话:(022)87894896
传　　真:(022)87895650
网　　址:www.tsttpc.com
印　　刷:高教社(天津)印务有限公司
发　　行:全国新华书店
版本记录:787×1092　16 开本　9.5 印张　160 千字
　　　　　2014 年 7 月第 1 版　2014 年 7 月第 1 次印刷
　　　　　定价:88.00 元

(如发现印装问题,可与出版社调换)

译者名单

何　侠　　江苏省肿瘤医院放疗科 主任医师 博士生导师
冯平柏　　江苏省肿瘤医院放疗科 主任医师
许建华　　江苏省肿瘤医院放疗科 副主任医师 硕士
尹　丽　　江苏省肿瘤医院放疗科 博士
纪　红　　江苏省肿瘤医院放疗科 博士
姜雪松　　江苏省肿瘤医院放疗科 硕士

中文译序

  肿瘤作为严重危害人类健康的重大疾病，越来越受到世界各国的高度关注，放射治疗是肿瘤治疗的重要手段。近年来，随着放疗新技术、新设备的更新和临床应用，以及肿瘤生物学、放射生物学和放射物理学研究的进展，放射治疗的精确性与安全性越来越高，为临床疗效和疾病控制提供了有力保障。与此同时，肿瘤放疗精确度及并发症的治疗引起了大家越来越广泛的关注。为实现精确放疗技术的最优化，放疗靶区、危及器官的定义和勾画成为亟待解决的问题。

  意大利放射治疗学者吉安皮耶罗·奥斯里·塞法罗和多梅尼克·珍诺维斯与美国放射治疗学者卡洛斯·佩雷兹联合编写的《肿瘤放射治疗危及器官勾画》详细概述了放疗中正常组织建模和勾画的相关研究以及临床应用进展，对正常组织解剖和放射损伤的病理生理进行了系统性回顾总结，同时提供了相关勾画图谱。本书图文并茂、简繁得当，既具教科书的规范作用，又展示了研究新进展。

  江苏省肿瘤医院何侠教授在肿瘤精确放疗领域做了很多工作。他带领几位中青年放疗骨干把《肿瘤放射治疗危及器官勾画》一书译成中文，便于国内同行阅读与参考，是一件非常有意义的工作。

  真诚希望我国放疗界同仁能够融汇中西方学术精粹，博采众长，结合实际，把我国的放射治疗事业推向新的高峰，使更多的肿瘤患者获益。

中国工程院院士

山东省肿瘤医院院长

2014 年 6 月 16 日

译者前言

放射治疗是肿瘤的重要治疗手段之一,在其运用过程中总是希望获得肿瘤组织杀伤和正常组织保护之间的最佳平衡,即同时优化治疗和保护的范围以及治疗和保护的剂量。放射治疗经过 100 多年的临床实践,对肿瘤杀灭方面已积累了大量的临床经验,形成了一系列根据肿瘤生长部位、肿瘤病理、肿瘤生物学特性等制订的放射治疗方案,并已经使许多患者从中获益。

随着肿瘤放疗疗效的不断提高,患者生存期的明显延长,放疗后生活质量也自然被日益关注。对于生活质量除了肿瘤本身因素影响外,患者放射后的正常组织放射受损程度往往成为重要影响因素。过去,因为放疗技术限制,患者放疗后生存期相对较短,放射损伤表现并不突出;现在随着放疗技术的进步,患者生存期的延长,放疗后损伤的预防和控制成为放射治疗工作者急需解决的问题。

然而,相对于肿瘤放射治疗控制而言,放疗工作者对正常组织的放射损伤、治疗后的放疗并发症的认识不够充分,对正常组织及器官保护方面的知识往往比较零散,缺乏完整性,对放疗中需要保护的正常组织和器官的设计处理远不如对肿瘤治疗的处理熟练。

2013 年由 Giampiero Ausili Cefaro (吉安皮耶罗·奥斯里·塞法罗)、Domenico Genovesi(多梅尼克·珍诺维斯)及 Carlos A. Perez(卡洛斯·佩雷兹)联合编写,Springer 出版的 *Delineating Organs at Risk in Radiation Therapy* 一书,非常完整而系统地从临床放射实践角度描述了正常组织和器官的放疗处理,并且提供了比较全面完整的正常组织放射治疗保护参数;此外书中还对正常组织解剖和放射损伤的病理生理进行了系统性回顾和总结,同时提供了相关勾画图谱,填补了放疗工作者对正常组织和器官保护知识完整性的欠缺。在此背景下,我们组织了江苏省肿瘤医院放疗科的中青年放射肿瘤医师骨干,将此书翻译成中文版,推荐给国内的放疗同道们,供大家在放疗工作中参考。

为保证专业术语的规范准确,本书翻译过程中查阅了大量的互联网和文献资料,全部译文由主译人员进行了统一审校,力求在形式和内容上保持原著的优势和理念。尽管如此,由于译者对一些问题的理解和认识可能存在偏差,错误之处在所难免。希望广大同仁、读者批评指正。

衷心感谢于金明院士在百忙之中为本书作中文译序，同时感谢各位译者的支持协助；特别感谢江苏省肿瘤医院放疗科冯平柏教授与我共同主译并为编译、审校付出了大量劳动。感谢天津科技翻译出版有限公司的编辑在本书出版过程中付出的大量精力！

2014 年 6 月 10 日于江苏省肿瘤医院

前 言

肿瘤患者的诊断、治疗及支持的最优化决策越来越依赖于多学科及多方面的知识。由于治疗路径的复杂化，施治医师之间的潜在沟通失误、协调不佳，医疗服务及知识的碎片化也相应增加。就某种特定的肿瘤治疗而言，如果其临床路径需要医师愿意以循证证据为指南，并在治疗的各个阶段均加以协调，这本身就构成了一个挑战。

放射肿瘤学是一门需灵活掌握的、充分理解的、应对正常器官进行保护且具有成本效益属性的癌症治疗学科，已经历经了一个多世纪的发展。治疗设备的大量创新、剂量投照技术及相应影像学技术的进步，使患者可以获得最优化的精确放射治疗；在放射线效应的生物学基础研究领域内也取得了令人瞩目的进展。最近开创性应用的分子靶向治疗技术，有望使肿瘤控制及疾病治疗获得显著的提高。为了实现给患者最优治疗的理念，应持续加强基础教育并不断获取新知识。

定义靶区是现代放射治疗实践的必要环节。勾画靶区及危及器官的不一致性严重地损害适形放射治疗的精确度，也广泛被认为是放射治疗最大以及最不可预测的不确定性来源。为实现精确勾画，现代放射治疗中的影像技术通过不断整合新的、改进的影像学方法来提供帮助。

与此同时，我们正在迈入一个保留器官治疗的时代，一个有更多老龄患者的时代。防止急性及慢性治疗毒性的发生已经成为治疗抉择的一个重要考量。

这本名为《肿瘤放射治疗危及器官勾画》的多学科著作，由来自意大利基耶蒂大学协作密切、致力于肿瘤放射治疗的同事，以及来自美国华盛顿大学圣路易斯分校、马林克罗特研究所放射肿瘤学系的卡洛斯·佩雷兹(Carlos A. Perez)教授共同撰写。他们应用广泛且不断更新的临床经验及科学知识，为肿瘤放疗领域不断出现的挑战提供了可能的解决方案，为危及器官的勾画提供了有效的指导。

本书可分为3个部分共12章，由作者通力合作共同完成。第一部分对解剖和放射致损伤的病理生理作了概述。第二部分由美国的同仁撰写，主要论述了在放射治疗中如何将生物学、正常器官的模型考虑在内，还阐述了在所有解剖区域获得器官体积的最佳影像学条件。第三部分则在轴位CT图像上，按每个解剖区域提供了各个器官的勾画图谱。

可以预见许多放射肿瘤学专业人员将会发现，这是一本有实用价值的、精悍的、论据充分的著作，它提供了丰富的信息。这本著作致力于将晦涩的词条转化成我们熟悉的语言，致力于论述如何正确地处理不同部位肿瘤的照射，致力于分享如何将高效的质控程序应用于放疗实践，包括勾画过程。当然，最重要的是我们的患者将从放射治疗实践的进步中获益，这也正是撰写这本著作的初衷。

由于与本书编辑的熟稔，我深深地感受到他对专业生涯的倾力投入，我相信本书的读者也会和我有同样的看法。下面就用一句话做一个总结："没有知识的行为是盲目的，没有爱的知识是不会传承的。"（Benedetto XVI，*Caritas in Veritate*，chapter 30，2010）。

最后，对于这样一本基于扎实的多学科及多维度知识平台的著作的问世，我谨对本书所有的作者及编辑表示衷心的祝贺和感谢！

意大利罗马天主教圣心大学放射治疗学系

文森佐·瓦伦蒂尼（Vincenzo Valentini）教授，主席

2013 年 5 月

致　谢

我们衷心地感谢以下诸位合作者为本书所做的宝贵贡献：

来自意大利基耶蒂大学放射肿瘤学系的：
Antonieta Augrio
Angelo Di Pilla
Monica Di Tommaso
Maria Taraborrelli
Marianna Trignani
Lucia Anna Ursini
Annamaria Vinciguerra

来自意大利基耶蒂大学影像学系的：
Raffaella Basilico
Massimo Caulo
Antonella Filippone
Rossella Patea

来自美国芝加哥洛约拉大学医学中心放射肿瘤学科的：
Bahman Emami

目　录

第 1 章

引言

现代三维适形放疗及其技术发展,如调强放疗、影像引导放疗及立体定向放疗,可以在限制正常组织受量的同时,将处方剂量准确投射到靶区,并可针对不同靶区使用剂量递进方案。

放疗技术的进步对准确勾画肿瘤靶区(GTV)、临床靶区(CTV)及危及器官(OAR)提出了更高的要求,同时也要求对投射到GTV及OAR的剂量进行准确量化评估。基于以上的原因,勾画GTV、CTV,特别是OAR,在放射治疗实践中扮演着举足轻重的角色。

从计划的制订到放射治疗的实施,放射线成像对确定靶区来说是不可或缺的。制订放疗计划的过程传统上依赖CT,通常采用平扫,但这种方法对勾画某些OAR有很大的局限性,特别是对于与邻近组织有相似电子密度的组织结构。将形态学影像(CT,磁共振)和功能影像[PET/CT,SPECT及功能磁共振(fMR)]融合可以优化靶区及OAR的勾画。为了更准确地解读各种影像学图片,放射肿瘤学医师、影像学医师及核医学医师需要相互间密切的协作。

正是基于这些理由我们撰写了本书。本书分为3个部分:第一部分简单回顾了解剖学知识和放射致损伤的病理生理。第二部分根据有关危及器官体积获取的最新证据及技术要求,对危及器官模型建立及放射剂量限制进行了描述。第三部分对4个不同的解剖区域(脑、头颈,纵隔,腹部,盆腔)的OAR分别在轴位CT上予以确定。在CT轴扫图像上,每个OAR都在上下、前后、左右等6个方向标明其影像解剖学边界,列成简表并配以OAR图解。

作为一个多学科协作的范例,本书旨在改善靶区及OAR勾画精细过程的质量控制。然而作者也希望各个肿瘤放射治疗中心能采用他们各自的模式,并将之与文献报道的经验加以比较,以期达到学术交流、共同提高的目的。

第 **1** 部分
解剖学及危及器官放射损伤病理生理学

第 2 章

脑、头颈

2.1 脑及脑干

脑位于颅内,为脑膜所包裹,包括硬脑膜、蛛网膜及软脑膜。硬脑膜的延伸部分形成了大脑镰、小脑幕、小脑镰及鞍膈,对脑组织位置起稳定的作用。产生于脉络丛的脑脊液保护精细的脑神经组织,支撑脑结构,输送营养及化学物质并带走代谢产物。脑脊液持续不断从脑室产生,经脊髓中央管注入蛛网膜下隙,在上矢状窦透过蛛网膜颗粒,脑脊液汇入静脉血。在这个复杂的体系中,血脑屏障将神经组织与血液分隔开。除了一小部分下丘脑、松果体及中脑和延髓膜状顶部的脉络膜以外,整个中枢神经系统的神经组织均处于隔离状态。

意识、记忆、推理及运动功能均由脑控制。脑由 6 个部分构成:端脑、间脑、中脑、小脑、脑桥及延髓(图 2.1)。延髓、脑桥及中脑构成脑干[1]。

● 端脑和间脑完全包裹于颅骨内,两者构成大脑。由于沟回的存在,端脑表面不规则。沟回由沟槽所分隔,纵向的沟槽将大脑分为两个半球。此外,沟槽还将端脑皮质分

为若干叶,即额叶、顶叶、颞叶及枕叶。间脑连接大脑半球及脑干,由上丘脑、左右丘脑及下丘脑构成,其后部为松果体。

● 中脑是脑干中最短的部分,仅 2~3cm 长,位于后颅窝。

● 小脑位于后颅窝,横轴长 15cm,蚓部厚 3cm,在两个小脑半球区域厚 5cm。小脑表面不规则,包括两个叶(前叶和后叶)、小脑蚓部及绒球结节叶。

● 脑桥位于中脑和延髓之间,长 27mm,宽 38mm,在脑干前方形成明显突起。脑桥构成第四脑室的底,并与其后方的大脑半球相连。

● 延髓连接脑与脊髓,是 3cm 长、2cm 宽的延伸结构,位于后颅窝,其前缘顺着枕骨的斜坡,在后方通过下小脑脚与小脑相连。

放射线所致的脑部病理学改变在临床上可以总结如下:

● 脑实质细胞的丧失,这意味着白质脱髓鞘、脑软化、神经元丧失。

● 血管内皮损伤,在急性期可导致渗透能力的变化,进而影响血脑屏障的功能。后期引起毛细血管扩张、透明变性及血管内纤

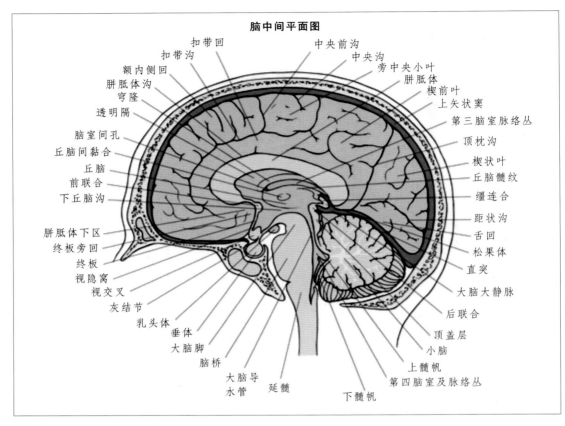

脑中间平面图

图 2.1　脑解剖图。脑中间平面图显示脑和颅骨的关系,注意除了血管和脑脊液占据的少量空隙外,脑几乎占据了整个颅内空间。(图经允许引用)

维样沉积。

在脑组织接受高剂量水平照射的情况下,白质坏死是最常见的组织病理结果,这时,内皮细胞或者神经元细胞是损伤的主要靶细胞[2]。血管改变是此类损伤的主要原因,表现为显著的白质脱髓鞘及坏死。在脑组织结构中,除了上述病理学变化之外,还可以观察到细胞重构中的突变及反应性星形细胞增生,这个过程产生了氧自由基、细胞因子、生长因子,引起炎性损伤[3,4],这似乎说明产生过多的自由基与晚期损伤的形成有关[2-4]。

总之,放射线导致的脑损伤是一个复杂的多种因素相互作用的结果,包括内皮细胞的丧失、自由基的增加及炎性介质的作用(表 2.1)。

2.2　眼

视觉器官包括:位于眼眶内的眼球、视路、由眼球延伸至大脑皮质的神经束及眼球周围的眼附件。眼附件可分为运动器官和保护器官两类。眼球由两个弯曲半径不同的球面所构成;前面为角膜,后面为巩膜。眼可看成是脑的附属结构。眼球表面由 3 层结构构成:

● 外膜:为包绕眼球的纤维膜,前方为透明的角膜,后方为不透明的巩膜。

表 2.1 脑损伤的病理生理学

解剖结构	损伤机制
脑实质	反应性星形细胞数量增加→产生自由基、炎性介质→炎性损伤
内皮	改变血管通透性及血脑屏障→脱髓鞘改变
	自由基的增加导致内皮细胞丧失(急性期)
	透明变性及纤维素样沉积(晚期)

● 中间层(葡萄膜):为血管、色素层,由前向后包括虹膜、睫状体及脉络膜。

● 内层:由视网膜构成的神经层。

由于视网膜神经纤维形成神经束然后形成视神经,以上 3 层膜结构在后方均有中断。

眼球内部有 3 个腔:位于角膜和虹膜间的前房,内容物为房水;虹膜后方的后房,内容物也为房水;玻璃体腔,它内含凝胶状液体(玻璃体),是 3 个腔中最大的一个。在前房和玻璃体腔之间是固体透明的晶状体,它是屈光系统的一部分。它可根据物体远近的变化,通过调整其弯曲半径来调节其屈光能力(图 2.2)[5]。光线穿过角膜、前房、瞳孔、晶状体及玻璃体后,投射到视网膜,经过视网膜全层到达光感受器,光感受器直接与神经细胞相连,后者将视觉脉冲传输至大脑皮质[6]。

依据受照射部位的不同,放射线对眼的损伤各不相同。视觉器官的皮肤、黏膜、腺体对放射线的反应与其他身体部位的皮肤及附属器对放射线的反应相同。急性损伤包括眼睑红斑、结膜炎、泪腺分泌减少及其他损伤。在放疗剂量小于 50Gy 时,这些反应通常是暂时的、可逆的,但更高剂量可能导致较严重的损伤,这些损伤甚至可能是不可逆的[7]。

由于晶状体的构成细胞分裂周期有规律,因此对放射线高度敏感,它受照后不会表现出急性损伤症状,但 2~3 年后会发生白内障。白内障的发生表明晶状体的生殖上皮受到损害,导致细胞死亡及代偿性有丝分裂(表 2.2)。对于视网膜、脉络膜和视神经乳头,绝大多数的损伤是晚期损伤,损伤发生在血管水平,导致后方眼内容物的局部缺血[7,8]。

2.3 视神经及视交叉

视神经是第 Ⅱ 对颅神经,完全是感觉神经,其功能是通过视路传递视觉冲动。视神经起源于视网膜神经节细胞,延伸至视交叉,最终到达枕叶皮质(图 2.3),它由延续自

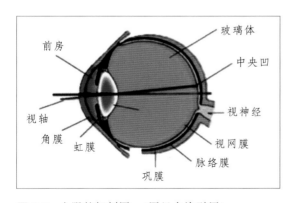

图 2.2 人眼的解剖图。(图经允许引用)

玻璃体
前房
中央凹
视轴
视神经
角膜
虹膜
视网膜
脉络膜
巩膜

表 2.2 视觉损伤的病理生理学

解剖结构	损伤机制
晶状体生殖上皮	凋亡及有丝分裂→白内障

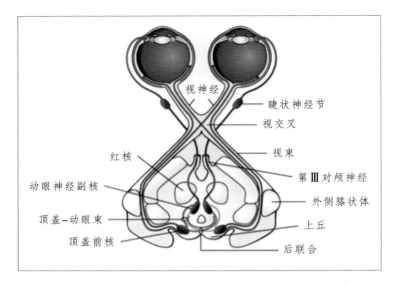

图 2.3 瞳孔光反射。瞳孔的传入轴突正对(或紧邻)着神经节细胞的视觉冲动纤维。传入纤维经过视神经、视交叉、视束,离开视束后部进入中脑,在中脑与顶盖前核突触连接。源自顶盖前核的轴突向两侧伸入动眼神经副核。注意:来自顶盖前核的半"X"形的纤维在后联合有交叉,这些顶盖前核交叉插入的神经纤维数量稍多于未交叉纤维。控制瞳孔光反射的传入副交感神经起源于动眼神经核的动眼神经副核细胞群,在睫状神经节突触连接(睫状神经节位于眼眶内的肌肉圆锥内)。(图经许可引用)

脑膜的相邻的 3 层组织结构所包绕。视神经包括 4 段:

● 球内段:非常短,对应于视神经穿越脉络膜和巩膜层开口处的部分。

● 眶内段:最长的一段,从眼球后部穿越眼眶向上至蝶骨视神经管的部分。

● 眼内段:较短,位于蝶骨视神经管内。

● 颅内段:较短,从蝶骨视神经管到视交叉部分。

视交叉是一个白色的矩形层状结构,横向主轴,自上而下在前后方向呈倾斜状态。起源于眼球的视神经延伸至两个前脚,视束从两个后脚起开始分叉。视交叉位于鞍结节及鞍膈的前缘之上,在后方与终板及灰结节相沟通,在两侧均与穿质相联系[9]。

目前尚不清楚放射视神经损伤导致失明的机制,可能与球后的视神经、视交叉、膝状体后的视路损伤有关。损伤一般发生于放射治疗后 18 个月累积剂量超过 50Gy 或视觉器官单次剂量超过 10Gy 的病例。放射线引起的神经-眼水平的损伤主要类似于晚期损伤, 造成损伤的主要机制是白质改变,这个过程以电离辐射损伤正常细胞 DNA,引起自由基的产生为开始。细胞损伤主要的位点似乎为血管内皮细胞及神经胶质中的祖细胞,甚至在放射线导致的视神经损伤的终末期,内皮细胞及神经胶质细胞仍是主要的靶细胞,在这一阶段,损伤的特点是血管管径变窄甚至阻塞、轴突的丢失、脱髓鞘及纤维蛋白性渗出[10-12]。无论确切的病理机制如何,损伤的组织表现为血管减少、细胞减少及乏氧(表 2.3)。

2.4 耳

听觉器官耳可分为 3 个部分:外耳、中耳及内耳。外耳由耳郭和耳道构成,耳道并非完全是直的,它至鼓膜的长度为 24mm。耳

表 2.3 视神经及视交叉放射损伤的病理生理学

解剖结构	损伤机制
神经元	自由基及炎性介质→DNA 损伤及炎性改变→突触丢失
内皮细胞	自由基增加导致的内皮细胞丧失(急性期)
	透明变性及纤维样沉积(晚期)

道外 1/3 为纤维软骨样结构，其余 2/3 是骨性结构，在长轴方向上由皮肤覆盖。中耳包括鼓膜及其后方的鼓室,鼓室为颞骨内的一个气腔,包含 3 块听小骨:镫骨、砧骨及锤骨,这 3 块听小骨头形成听小骨链。中耳与鼻咽腔经咽鼓管相通，在后方与乳突气房相通。内耳是最深的部分,位于颞骨内,它由耳迷路(骨迷路)构成,可分为 2 个部分:听力器官(耳蜗)及平衡器官(前庭器官,由 3 个半规管及前庭构成)(图 2.4)。

在听觉的生理活动中,耳的 3 个组成部分各自执行特定的功能。外耳负责收集、传输、放大声波,引起耳迷路向中耳方向振动,在中耳内,声波的能量被转化为中耳骨结构的机械振动,即 3 块听小骨的运动。在耳蜗前庭窗的前部及后部,这种运动使镫骨向外淋巴(耳蜗内的细胞外液)传递运动脉冲,通过耳蜗管的内淋巴(膜迷路中的液体),声波由前庭阶传递到鼓室阶,引起分隔两阶的膜发生振动,这种振动刺激听力系统的毛细胞产生电信号，并经由听神经传递到听皮质(图 2.5)。

颅脑及头颈部肿瘤放射治疗时,听觉系统的照射是不可避免的。在放射治疗引起的各种毒性中,神经损害及听力损失是最严重的。尽管对人及动物进行了较多的科学研究,但放射线导致耳损伤的发生率、类型及严重程度的数据仍非常缺乏[13]。

放射线所致的损伤可以影响每一个耳结构(外耳、中耳、内耳及耳道)。在外耳,放

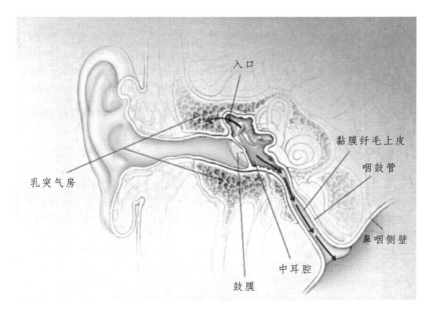

图 2.4 耳解剖结构。(图经许可引用)

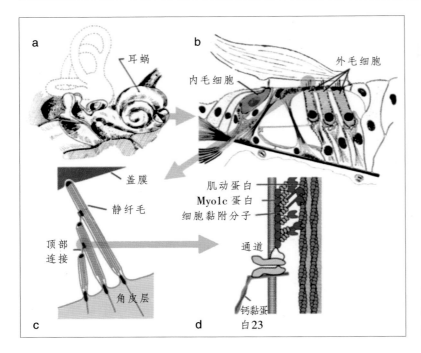

a

b

耳蜗

外毛细胞

内毛细胞

盖膜

静纤毛

肌动蛋白
Myo1c 蛋白
细胞黏附分子

顶部
连接

通道

角皮层

c

d

钙黏蛋
白23

图 2.5　内耳、耳蜗及 Corti器
等哺乳动物听觉器官的精细
解剖。(图经许可引用)

射线导致的损伤主要发生于耳前区、耳郭及外耳道的皮肤及软骨,急性或慢性都可能发生,发病率各异。在中耳,最常见的是由于中耳炎导致的咽鼓管功能异常,会引起暂时性的听力下降。鼓膜增厚、硬化及穿孔也有报道。高剂量的照射可能引起中耳纤维化及听小骨的萎缩。在内耳,放射线的损伤可能引起一系列的症状,如耳鸣、迷路炎、眩晕,并伴有平衡异常及神经性耳聋。

根据损伤发生的部位不同(中耳、耳蜗或耳蜗后结构),放射性听力损伤可以分为传导性和神经性两种。血管减少(血管内皮损伤)被认为是神经性耳聋的主要病因。内耳血管损伤可能导致听力结构的渐进性的退化、萎缩,液体腔的纤维化及骨化,这种情况可能发生在放疗后的数周或数月。神经部分也可能受损, 表现为 Corti 神经节及耳蜗神经的退化和萎缩。此外,炎症和水肿也可能压迫耳道内的耳蜗神经引起损伤[14,15](表 2.4)。

2.5　唾液腺

唾液腺分为大唾液腺和小唾液腺。大唾

表 2.4　**耳损伤的病理生理学**

解剖结构	损伤机制
内皮	内耳感觉神经细胞萎缩 液体腔的纤维化和骨化
神经结构	血管损伤→神经结构退化、萎缩 炎性介质产生→水肿→压迫耳道内耳蜗神经

液腺包括腮腺、颌下腺及舌下腺。

腮腺是最大的唾液腺，位于颈部两侧腮腺区或腮腺间隙内，位于耳郭、外耳道的下方，胸锁乳突肌的前方，后方为下颌骨支。腮腺与口腔通过腮腺管（Stensen 导管）相通，该导管开口于颊部上臼齿附近。每个腮腺均有腮腺筋膜包裹，筋膜分深、浅两层。浅层位于腮腺和皮肤之间，深层覆盖于腮腺间隙的外侧面。深浅两层腮腺筋膜融合成为腮腺间隔，将腮腺分为浅、深两叶。与腮腺有最重要解剖关系的结构是面神经，它从茎乳孔出颅，穿过腮腺，先分为两主支：颞-面支、颈-面支，然后再形成终末支（图 2.6）。

颌下腺位于舌骨上区的下颌骨间隙内，呈包膜包裹状。颌下腺导管（Wharton 导管）形成于腺体的前中部，延伸至舌下沟，在舌阜周围形成分支。

舌下腺位于舌下间隙，呈小叶聚集状突起，小叶间呈分隔状态，其内有向外分泌的导管（Walther 导管）。其中有一个较大的小

叶状突起称为大舌下腺，排出主腺体内液体的大舌下腺导管（Bartholin 导管）开口位于颌下腺导管的肉阜内。

唾液腺的主要功能是分泌唾液，唾液起着帮助消化和保持口腔抗菌环境的重要作用。唾液是黏液和浆液的混合物，主要成分为水（94%）和不同含量的淀粉酶、黏蛋白、钙盐、镁及细胞分子[16]。

唾液腺的功能改变被称为口腔干燥。放射线导致的口腔干燥是一种发生很早的毒性反应，通常在放疗的第一周唾液分泌就已经减少，在常规放疗 7 周后，据报道，唾液分泌减少 20%[17]。

现有两种假说用来解释放射致唾液腺损伤。第一种是腺泡细胞分泌颗粒的膜被放射线导致的脂质过氧化所破坏，结果导致蛋白水解酶从颗粒释放，导致细胞快速溶解。这种机制似乎表明腺体体积是不变的，而只是分泌功能受损害。第二种假说认为由两种不同的机制导致：①由于放射线对膜结构的选择性损伤，导致水分泌受体损伤，进而导致细胞功能障碍；②干细胞死亡，导致细胞更新受阻[18]。

无论损伤机制如何，唾液腺功能减退在放疗结束后数月仍将持续存在。依据放疗剂量及照射腺体体积大小的不同，在放疗后的 12~18 个月，唾液腺才可能有较好的恢复。当然这仅仅是部分恢复，5 年内唾液腺的功能增加约 30%，因此口干症几乎是不可逆的[19-20]（表 2.5）。

2.6　咽缩肌

咽既是消化道也是呼吸道的一部分，位于鼻腔、口腔及喉的后方，延续到食管。此外，耳的咽鼓管也开口于咽部。咽的前方不连续，与鼻腔通过后鼻孔相连，与口腔通过咽峡相连，与喉通过喉入口相连（图 2.7）。咽

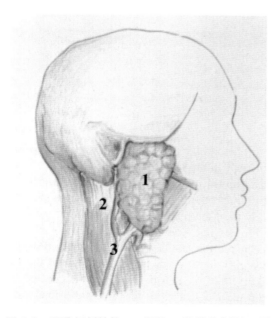

图 2.6　腮腺解剖结构。1：腮腺；2：胸锁乳突肌；3：颈内静脉。（由 Franca Evangelista 绘图）

表2.5 唾液腺损伤的病理生理学

解剖结构	损伤机制
腺泡细胞	脂质过氧化→损伤分泌细胞膜结构→细胞溶解 选择性膜损伤导致水分泌受体损伤
干细胞	DNA 损伤→细胞死亡

壁由外向内包括如下几层:外膜、横纹肌膜、弹性纤维膜或咽筋膜或咽颅底筋膜,以及黏膜。咽的肌肉分为缩肌和提肌。

咽缩肌可分为上、中、下咽缩肌。

● 上咽缩肌的肌束起自蝶骨翼突的翼内板、翼下颌裂、下颌舌骨肌线、下颌骨,还有部分肌束来自舌根侧方穿越颏舌肌的肌束。这些呈四边形的肌束止于咽后部中缝。

● 中咽缩肌是一块三角形的肌肉,其基底部与咽中缝相连,尖部附着于舌骨。

● 下咽缩肌是咽缩肌中最大的,由肌束形成不规则四边形,这些肌束起自甲状软骨斜线,止于后方咽中缝(图2.8)。

咽缩肌控制吞咽器官:上咽缩肌在咽后部收缩鼻咽及提肌;中咽缩肌收缩口咽;下咽缩肌收缩咽的喉部及喉的提肌。

咽提肌中有代表性的是茎突咽肌和咽腭肌[21]。咽腭肌是咽及喉的提肌,收缩时使咽腭弓相互靠近,同时扩张咽鼓管(图2.9)。

进行放疗的患者可能表现出一些组织的炎症、纤维化、水肿甚至坏死,在这之中就包括与口咽吞咽、食管上括约肌运动密切相关的神经及肌肉组织[22,23]。在放疗导致的吞咽困难病例中,水肿导致的一些隐窝结构(如会厌溪)和管状(如梨状窝)结构的消失,导致食物团块不能向下(食管)输送,转而进入气道。在晚期吞咽功能障碍中,纤维化是比水肿更重要的因素。纤维组织会在皮下、

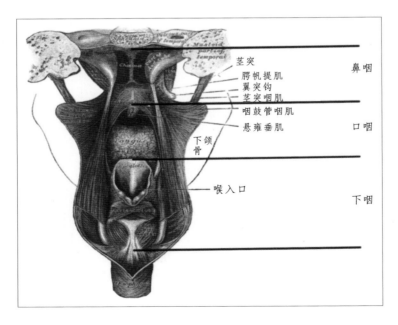

图2.7 咽解剖结构。(图经允许引用)

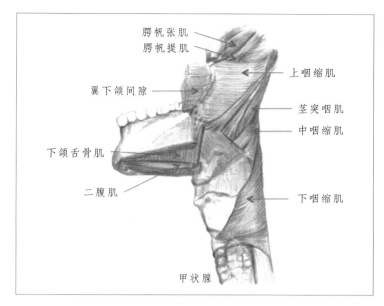

图 2.8 吞咽肌群的简易图。（由 Franca Evangelista 绘图）

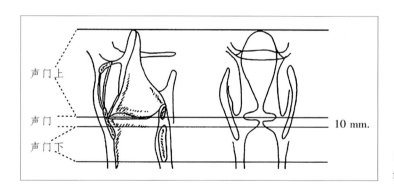

图 2.9 喉的图解、显示结构及亚结构。（图经允许引用）

结缔组织间、肌肉周围、肌纤维间沉积[24]。放疗导致吞咽困难的不良影响因素包括：放疗中和放疗后的吸烟、年龄较大、总放疗剂量、分割剂量、分次放疗的时间间隔、照射体积较大、放疗技术、体重减轻及原发肿瘤的位置和形态大小[25-34]（表 2.6）。

2.7 喉

喉是非成对的器官，位于颈部下咽的前方，包括以下结构：

- 甲状软骨：为不成对的盾形结构，由位于喉上方、前方及侧方的两个薄软骨构成。
  - 会厌
  - 假声带
  - 真声带
  - 杓状软骨
  - 声门下区，位于真声带下
  - 两个联合，即前联合及后联合，分别与声带及杓状软骨相连。

除了这些主要的软骨，另外一些较小的、次要的软骨，如小角软骨（Santorini）、楔状软骨（Morgagni）及其他小软骨主要位于韧带增厚部分内（例如：麦粒软骨）。

表 2.6　肌肉损伤的病理生理学

解剖结构	损伤机制
肌肉	炎性介质→水肿 ↓ 成纤维细胞增生→纤维化　　} 进食困难

喉分为 3 个水平：声门上区、声门区及声门下区。

- 声门上区通过喉入口与咽相通，向上及向后方向观，大致呈卵圆形，会厌游离缘、杓状会厌皱襞、杓状软骨及杓间切迹均以此为界。声门上区前部有会厌，两侧壁各有一个突出称假声带，以及两个腔（Morgagni 室），后部对应为杓状软骨的喉面及杓间切迹。

- 声门区由一个三角形的间隙和前方的尖部即前联合构成，其功能为虚拟发声，外侧为真声带。

- 声门下区，形状类似于一个倒置的漏斗，在头脚方向逐渐增大，与气管相延续。

喉的肌肉可分为喉外肌及喉内肌。喉内肌两端均止于喉，它们收缩时可引起喉软骨运动，以此调节声带的位置。喉内肌可分为舒张肌（使声带分开、声门板打开）和收缩肌（使声带彼此靠近），以及声带的张力肌（增加声带张力）。喉外肌止于甲状软骨、舌骨、胸骨，使得喉产生垂直方向的运动，并增加喉的稳定性，同时也可稳定其他颈部肌肉[35]。

喉有两个重要的功能即呼吸和发音，除此以外还可帮助吞咽，借此保护呼吸道。假声带和真声带负责发声，而会厌协助吞咽。喉的各个部分在呼吸活动中均起着重要的作用。

由于放射治疗导致炎症，破坏淋巴管，后期可导致纤维化，因此可能会发生喉水肿。在急性期，喉水肿导致发音功能障碍，其严重程度可从中度的失音到较重的呼吸道狭窄不等。喉水肿也可能导致不同严重程度的进食困难，这与放疗照射声门上区及咽喉区有关。功能障碍的严重程度由受照射的咽喉体积及剂量决定。在后期，水肿的同时还合并纤维化，这是导致出现不可逆性喉功能障碍的原因。

电离辐射的毒性也可能影响喉软骨，不过这种损害的发生比起喉水肿来说要少见得多，但与喉水肿发生的病理生理机制相似，包括水肿导致的各种因素的变化引起软骨组织的放射性坏死[36,37]（表 2.7）。

2.8　下颌骨及颞颌关节

下颌骨是位于人体中轴线的骨，下齿列位于其上，形状呈"马蹄形"。其下颌骨向后上

表 2.7　喉损伤的病理生理学

解剖结构	损伤机制	
喉的黏膜和软骨	炎性介质→水肿 ↓ 成纤维细胞增生→纤维化	} 失音 } 吞咽困难

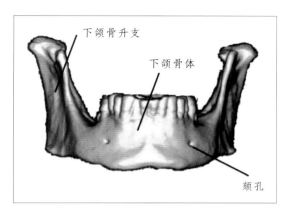

图 2.10 下颌骨重建图，前面观。

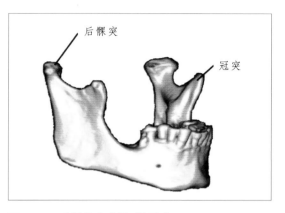

图 2.11 下颌骨重建图，侧面观。

方伸出的升支与下颌骨体形成一个钝角。在两个下颌骨升支的上缘有凹形切迹，形成两个突起：前方为冠突，颞肌附着于其上；后方为髁突，由关节头和关节颈构成，关节面位于关节头上，翼外肌附着于关节颈（图 2.10）。

颞颌关节是一个可活动关节，由下颌骨的两个髁突和颞骨的两个下颌关节窝构成。关节囊和韧带形成连接构成关节[38]（图 2.11）。

通过两个颞颌关节的同步运动，下颌骨可实现升降、伸缩及侧向运动，从而完成语言、进食及口腔清洁等重要功能[38]。

总体而言，下颌骨与其他骨的放射性损伤机制相同，即损伤与起营养作用的血管及骨组织功能改变有关。下颌骨倾向于早期出现放射性骨坏死有两方面原因：一方面，放射线导致的纤维化引起下牙槽动脉闭塞且得不到面动脉的补偿，导致下颌骨自身血管形成；另一方面由于磨牙和磨牙前区域骨密度高，使这一区域更易受到放射损伤[39-42]。

另外，还有一些其他的因素如肿瘤及患者自身的因素也应加以考虑。与肿瘤有关的因素包括发生部位、分期及大小；与患者有关的因素包括放疗后拔牙、放疗前的局部外科手术（如下颌骨切除术）。所有这些因素均可以增加放射线导致的骨坏死，因此必须注意并加以防范[42-53]。

咬肌的强直性收缩导致的张口困难是颞颌关节照射后的另一个严重的副作用，它可导致更为严重的并发症，如营养不良、语言功能障碍及口腔卫生丧失等。

放射线对颞颌关节的损伤机制可能是由于开始时的成纤维细胞增生和之后的纤维萎缩，其特点为软骨变薄、关节腔润滑液耗竭、关节固定甚至是完全固定。除此以外，翼肌及咬肌损伤导致颞颌关节功能障碍也有报道。放疗总剂量可能是决定性因素[54,55]。

感谢 Angelo Di Pilla，Annamaria Vinciguerra 和 Marianna Trignani 参与本章的撰写。

（许建华 译 冯平柏 校）

参考文献

1. Martini FH, Timmons MJ, Tallitsch RB (2010) Anatomia umana, Edises pp 387–415
2. Rabin BM, Meyer JR, Berlin JW et al (1996) Radiation-induced changes in the central nervous system and head and neck. RadioGraphics 16:1055–1072
3. Kim JH, Brown SL, Jenrow KA et al (2008) Mechanism of radiation-induced toxicity and implications for future clinical trials. J Neuroncol 87:279–286
4. Mayo C, Yorke E, Merchant TE (2010) Radiation-associated brainstem injury. Int J Radiat Oncol Biol Phys 76(3 Suppl):S36–S41

5. Miglior M, Bagolini B, Boles Carenini B et al (1989) Oftalmologia Clinica. Second Edition. Monduzzi, pp 5-13

6. Jeganathan VSE, Wirth A, MacManus MP (2011) Ocular risks from orbital and periorbital radiation therapy: a critical review. Int J Radiat Oncol Biol Phys 79:650–659

7. Marchand V, Dendale R (2010) Normal tissue tolerance to external beam radiation therapy: Eye structures. Cancer Radiothér 14:277–283

8. Gordon KB, Char DH, Sagerman RH (1995) Late effects of radiation on the eye and ocular adnexa. Int J Radiat Oncol Biol Phys 31:1123–1139

9. Cattaneo L (1972) Annotazioni di anatomia dell'uomo. Monduzzi, Vol. 2, pp 278-280

10. Lessell S (2004) Friendly fire: Neurogenic visual loss from radiation therapy. J Neuroophthalmol 24:243–250

11. Danesh-Meyer HV (2008) Radiation-induced optic neuropathy. J Clin Neurosci 15:95–100

12. Mayo C, Martel MK, Marks LB et al (2010) Radiation dose-volume effects of optic nerves and chiasm. Int J Radiat Oncol Biol Phys 76(3 Suppl):S28–S35

13. Jereczek-Fossa BA, Zarowski A, Milani F et al (2003) Radiotherapy-induced ear toxicity. Cancer Treat Rev 29:417–430

14. Bhide SA, Harrington KJ, Nutting CM (2007) Otological toxicity after postoperative radiotherapy for parotid tumours. Clin Oncol (R Coll Radiol) 19:77–82

15. Bhandare N, Jackson A, Eisbruch A et al (2010) Radiation therapy and hearing loss. Int J Radiat Oncol Biol Phys 76(3 Suppl)S50–S57

16. Balboni GC, Bastianini A, Brizzi E et al (1991) Anatomia Umana. Third Edition. Edi Ermes, Vol. 2, pp 64-74

17. Leslie M, Dische S (1991) Parotid gland function following accelerated and conventionally fractionated radiotherapy. Radiother Oncol 22:133-139

18. Chambers MS, Garden AS, Kies MS (2004) Radiation-induced xerostomia in patients with head and neck cancer: Pathogenesis, impact on quality of life and management. Head Neck 26(9):796–807

19. Dirix P, Nuyts S, Van den Bogaert W (2006) Radiation-induced xerostomia in patients with head neck cancer: a literature review. Cancer 107(11):2525–2534

20. Deasy JO, Moiseenko V, Lawrence Marks D (2010) Radiotherapy dose-volume effects on salivary gland function. Int J Radiat Oncol Biol Phys 76(3 Suppl):S58–S63

21. Balboni GC, Bastianini A, Brizzi E et al (1991) Anatomia Umana. Third Edition. Edi Ermes, Vol. 2, pp 83-87

22. Eisbruch A, Lyden T, Bradford CR et al (2002) Objective assessment of swallowing dysfunction and aspiration after radiation concurrent with chemotherapy for head and neck cancer. Int J Radiat Oncol Biol Phys 53:23–28

23. Langmore SE, Krisciunas GP (2010) Dysphagia after radiotherapy for head and neck cancer: etiology, clinical presentation, and efficacy of current treatments. Perspect Swallow Swallow Disord (Dysphagia) 19(2):32–38

24. Russi EG, Corvò R, Merlotti A et al (2012) Swallowing dysfunction in head and neck cancer patients treated by radiotherapy: Review and recommendations of the supportive task group of the Italian Association of Radiation Oncology. Cancer Treat Rev 38(8):1033-49

25. Gramley F, Lorenzen J, Koellensperger E et al (2010) Atrial fibrosis and atrial fibrillation: the role of the TGF-b1 signaling pathway. Int J Cardiol 143(3):405–413

26. Haydont V, Riser BL, Aigueperse J, Vozenin-Brotons M-C (2008) Specific signals involved in the long-term maintenance of radiation-induced fibrogenic differentiation: a role for CCN2 and low concentration of TGF-b1. Am J Physiol Cell Physiol 294(6):C1332–1341

27. Langendijk JA, Doornaert P, Rietveld DHF et al (2009) A predictive model for swallowing dysfunction after curative radiotherapy in head and neck cancer. Radiother Oncol 90(2):189–195

28. Eisbruch A (2004) Dysphagia and aspiration following chemo-irradiation of head and neck cancer: major obstacles to intensification of therapy. Ann Oncol 15:363–364

29. Levandag PC, Teguh DN, Voet P et al (2007) Dysphagia disorders in patients with cancer of the oropharynx are significantly affected by the radiation therapy dose to the superior and middle constrictor muscle: A dose–effect relationship. Radiother Oncol 85:64–73

30. Eisbruch A, Schwartz M, Rasch C et al (2004) Dysphagia and aspiration after chemoradiotherapy for head-and-neck cancer: which anatomic structures are affected and can they be spared by IMRT? Int J Radiat Oncol Biol Phys 60:1425–1439

31. Dornfeld K, Simmons JR, Karnell L et al (2007) Radiation doses to structures within and adjacent to the larynx are correlated with long-term diet and speech-related quality of life. Int J Radiat Oncol Biol Phys 68:750–757

32. Jensen K, Lambertsen K, Grau C (2007) Late swallowing dysfunction and dysphagia after radiotherapy for pharynx cancer: Frequency, intensity, and correlation with dose and volume parameters. Radiother Oncol 85:74–82

33. Fua TF, Corry J, Milner AD et al (2007) Intensity-modulated radiotherapy for nasopharyngeal carcinoma: Clinical correlation of dose to the pharyngoesophageal axis and dysphagia. Int J Radiat Oncol Biol Phys 67:976–981

34. Rancati T, Schwarz M, Allen AM et al (2010) QUANTEC: organ-specific paper. Radiation dose–volume effects in the larynx and pharynx. Int J Radiat Oncol Biol Phys 76(3 Suppl):S64–S69

35. Balboni GC, Bastianini A, Brizzi E et al (1991) Anatomia Umana. Third Edition. Edi Ermes, Vol. 2, pp 292-310

36. Fung K, Yoo J, Leeper HA et al (2001) Vocal func-

tion following radiation for non-laryngeal versus laryngeal tumors of the head neck. Laryngoscope 111:1920–1924

37. RancatiT, Schwartz M, Allen AM et al (2010) Radiation dose-volume effect in larynx and pharynx. Int J Rad Oncol Biol Phys 76(3 Suppl):S64–S69

38. Balboni GC, Bastianini A, Brizzi E et al (1991) Anatomia Umana. Third Edition. Edi Ermes, Vol. 1, pp 93-96

39. Harris M (1992) The conservative management of osteoradionecrosis of the mandible with ultrasound therapy. Br J Oral Maxillofac Surg 30:313–318

40. Marx RE (1983) A new concept in the treatment of osteoradionecrosis. J Oral Maxillofac Surg 41:351–357

41. Ben-David MA, Diamante M, Radawski JD et al (2007) Lack of osteoradionecrosis of the mandible after intensity-modulated radiotherapy for head and neck cancer: likely contributions of both dental care and improved dose distributions. Int J Radiat Oncol Biol Phys 68:396–402

42. Meyer I (1970) Infectious diseases of the jaws. J Oral Surg 28:17–26

43. Marx RE (1983) Osteoradionecrosis: a new concept of its pathophysiology. J Oral Maxillofac Surg 41:283–288

44. Chrcanovic BR, Reher P, Sousa AA, Harris M (2010) Osteoradionecrosis of the jaws. A current overview. Part 1: Physiopathology and risk and predisposing factors. Oral Maxillofac Surg 14:3–16

45. Silvestre-Rangil J, Silvestre FJ (2011) Clinico-therapeutic management of osteoradionecrosis: a literature review and update. Med Oral Patol Oral Cir Bucal 16:e900–e904

46. Oh HK, Chambers MS, Martin JW Et al (2009) Osteoradionecrosis of the mandible: treatment outcomes and factors influencing the progress of osteoradionecrosis. J Oral Maxillofac Surg 67:1378–1386

47. Jereczek-Fossa BA, Orecchia R (2002) Radiotherapy-induced mandibular bone complications. Cancer Treat Rev 28:65–74

48. Bagan JV, Jiménez Y, Hernández S et al (2009) Osteonecrosis of the jaws by intravenous bisphosphonates and osteoradionecrosis: a comparative study. Med Oral Patol Oral Cir Bucal 14:e616–e619

49. Lee IJ, Koom WS, Lee CG Et a l (2009) Risk factors and dose–effect relationship for mandibular osteoradionecrosis in oral and oropharyngeal cancer patients. Int J Radiat Oncol Biol Phys 75(3 Suppl):1084–1091

50. Lyons A, Ghazali N (2008) Osteoradionecrosis of the jaws: current understanding of its pathophysiology and treatment. Br J Oral Maxillofac Surg 46:653–660

51. Marx RE, Johnson RP (1987) Studies in the radiobiology of osteoradionecrosis and their clinical significance. Oral Surg Oral Med Oral Pathol 64:379–390

52. Mendenhall WM (2004) Mandibular osteoradionecrosis. J Clin Oncol 22:4867–4868

53. Wahl MJ (2006) Osteoradionecrosis prevention myths Int J Radiat Oncol Biol Phys 64:661–669

54. Dijkstra PU, Kalk WW, Roodenburg JL (2004) Trismus in head and neck oncology: a systematic review. Oral Oncol 40:879–889

55. Teguh DN, Levendag PC, Voet P et al (2008) Trismus in patients with oropharyngeal cancer: relationship with dose in structures of mastication apparatus. Head Neck 30:622–630

第 **3** 章
纵隔

3.1 肱骨头

　　肱骨上方与肩胛骨、下方与桡骨和尺骨构成关节,它们共同形成一个有近端和远端的上肢。上肢近端上方变厚,在肱骨外科颈处与躯干相连。肱骨头关节面较宽,近似半球状,表面有软骨覆盖。肱骨头上方略变窄,称解剖颈,此外还有两个隆起分别称为大结节嵴和小结节嵴,两结节嵴间有一条沟,称

结节间沟,二头肌的上端以及长头腱在此通过。胸大肌止于肱骨头外侧面,背阔肌和大圆肌止于其内侧缘[1](图 3.1)。

　　放射线对肱骨的影响取决于肱骨受照剂量、射线能量以及射线分割剂量。在骨骼生长发育至成熟的不同阶段,放射线对其所致的病理改变并不相同。对于未成熟骨骼,放射线影响软骨形成和钙化软骨吸收[2];而对于成人骨骼,放射线主要影响成骨细胞从而减少骨形成[3,4]。

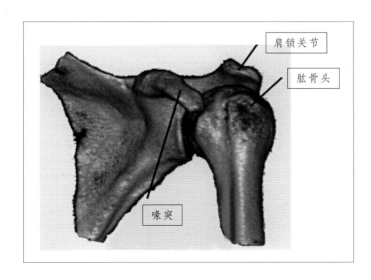

图 3.1　肱骨头和肩关节重建图。

● 未成熟骨骼：未成熟长骨干骺端软骨细胞对放射线最敏感。生长期软骨细胞在受到低于 3Gy 照射时，就可以见到其明显的镜下改变，在受照仅 4Gy 时可出现生长缓慢。通常在受照接近 12Gy 时组织学修复出现。更高剂量照射时，其细胞损伤就更严重[5]。受照后 6 个月或更长时间可见到组织学变化，现在人们还不清楚这些变化是血管或细胞损伤后的继发改变还是两者的共同作用所致[6]。

● 成人骨骼：放射线导致成骨细胞损伤，继而使骨基质生成减少，破骨细胞吸收增加。成骨细胞在受照期间或受照后都可能出现坏死。引起这种变化的临界剂量估计在 30Gy 左右，而成骨细胞在一次受照 5Gy 时即可引起死亡。骨骼的变化可以是轻微的骨质减少也可以是骨坏死。骨骼在受照后一年，X 线片可见骨质减少[3]。放射线所致骨质改变最早被命名为光化性骨炎 (actinic osteitis) [7]。文献中光化性骨坏死 (actinic osteonecrosis) 和放射性骨坏死两个术语同时都在使用，两者都表明骨骼有较大的损伤，可以找到坏死细胞 (表 3.1)。

3.2　呼吸器官

3.2.1 支气管

大约在 T4–T5 胸椎水平，气管在隆突处分为左右两个主支气管。与左侧主支气管相比，右侧主支气管更为垂直，与气管长轴成 20°夹角。右侧主支气管长约 2.5cm，直径约 1.5cm。

● 右上叶支气管。该支气管向外向上行走 10~15mm 后分为尖段、前段和后段支气管。

● 右中叶支气管。中叶支气管实际为右主支气管远端后壁向下 2cm 的延续，此处也是 Nelson 支气管 (下叶尖段支气管) 的起点。右中叶内侧支气管起始于右中叶支气管，其直径约 6mm，长为 10~25mm，并分为外侧段和内侧段支气管。

● 右下叶支气管。它是由右中叶支气管向后下移行而成的，也是心底段、前底段、外侧底段、后底段支气管的起点。

表 3.1　**骨骼损伤的病理生理学**

未成熟骨骼生长软骨损伤	成人骨骼成骨细胞损伤
受照后 2~4 天内，临时钙化区软骨肿胀、退变、崩解，最后数量减少 ↓ 组织学修复：放射剂量达到 12Gy 时导致更严重的细胞损害 长骨受照后 1~2 个月： 干骺端硬化 ↓ 生长软骨损伤、体积增大 ↓ 6 个月内恢复正常	成骨细胞损伤 ↓ 骨基质生成减少，同时破骨细胞吸收增加

左侧主支气管与气管长轴成 40°~50°角，长约 5cm，直径约 11mm。可以分成：

- 左上叶支气管。其向前和水平走向，分为 3 个支气管段，分别为尖段、后段和前段。
- 左奇异支气管。相当于右中叶支气管，分为上段和下段。
- 左下叶支气管。分为下叶尖段支气管和前底段、后底段、内侧底段以及外侧底段支气管[8]（图 3.2）。

3.2.2 肺

两肺位于含有胸膜的胸腔内，中间隔有心脏和纵隔结构分隔。肺表面覆有一层浆膜，浆膜分为脏层胸膜和壁层胸膜，两者在肺门处相互连续，其间空隙称为胸膜腔，内充有稀薄浆液。

两肺表面可见数条裂隙，该裂隙深达肺门将肺分成若干个肺叶。位于左肺称斜裂，在右肺为斜裂和水平裂。肺内有两套不同的血管系统，一个是肺血管系统，另一个是支气管血管系统。

- 肺血管系统是功能性的，构成"小循环"，由肺动脉和肺静脉组成。
- 支气管血管系统是营养性的，构成"大循环"，由支气管动脉和支气管静脉组成（图 3.3）。

每侧肺可以分为 10 个段，每个肺段内含有数百个独立单元，称为肺叶，这些肺叶靠组织间结缔组织相互连接。肺叶的结构包括肺叶内支气管→终末支气管→呼吸支气管→肺泡导管→肺泡。肺泡是气体交换的场所，肺泡表面衬有上皮即肺泡上皮，其下层为富有毛细血管的结缔组织层。

呼吸系统的主要功能是供给全身组织氧气，同时清除二氧化碳，保持血液酸碱平衡，发声，抵御空气中的病原及刺激因素。呼吸或肺通气的过程产生气体交换。气体呼出与吸入取决于肺体积变化时产生的肺泡内和大气间的气压差。吸气时膈肌和肋间外肌收缩，胸腔容积增大，胸膜腔压力减小（肺扩

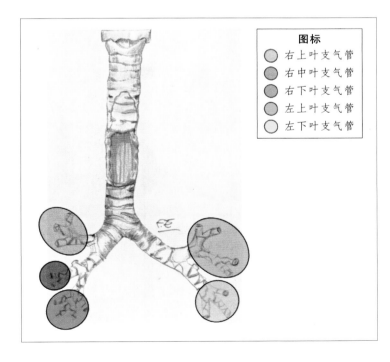

图标
- 右上叶支气管
- 右中叶支气管
- 右下叶支气管
- 左上叶支气管
- 左下叶支气管

图 3.2 气管与支气管。（由Franca Evangelista 绘图）

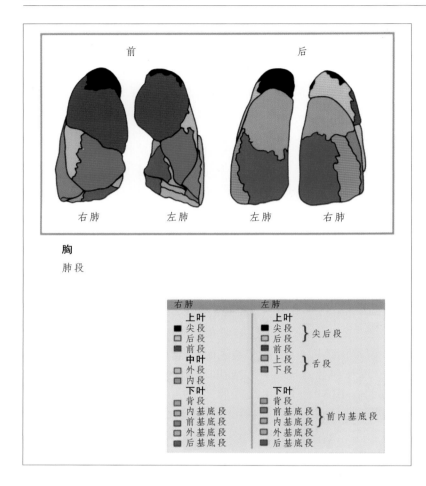

图 3.3　肺部解剖图。(图经许可引自参考文献 32)

张因素），使肺泡内压力小于大气压从而吸入气体。平静呼吸期胸壁和肺被动回缩到原来位置使气体被呼出。主动吸气时肋间内肌和腹肌收缩。

胸部疾患如纵隔、乳腺、肺肿瘤放射治疗后肺部并发症相当常见。随着放射治疗后的时间不同，肺部疾患可以表现为放疗后急性肺炎(急性期)和局部肺纤维化(慢性期)。急性肺炎通常发生于放疗结束后 4~12 周，但也可以出现在放疗后第一周，此情况常见于放疗和化疗同时进行的患者[9-11]。慢性期肺纤维化则通常发生在放疗结束后 6~24 个月，在放疗结束后两年肺纤维化可保持稳定状态[9-11]。有些患者放射性纤维化可以没有明显的前驱急性肺炎的表现。

放射性肺炎是肺对放射线的急性反应表现，其过程如下：Ⅰ型肺泡上皮细胞的丢失→毛细血管通透性增高导致组织间或肺泡水肿→肺泡腔出现炎症细胞[12]。

在急性反应期即放疗后 2~9 个月后即进入进展期，此时血小板、纤维蛋白、胶原蛋白致肺内毛细血管阻塞，同时肺泡壁成纤维细胞浸润，间质纤维化并伴有胶原蛋白聚集。如果放射线所致损伤较轻，这些变化会逐渐减轻；如果损伤较严重，就会进入一个慢性过程。通常发生在放疗后 9 个月以上，这个过程主要为进行性肺泡导管增厚和血管硬化[12-14](表 3.2)。

表 3.2　**肺损伤的病理生理学**

急性期(放疗结束后 4~12 周)	中期(放疗结束后 2~9 个月)	慢性期(放疗结束后 ≥9 个月)
Ⅰ型肺泡上皮细胞丢失 ↓ 毛细血管通透性增加 ↓ 组织间和肺泡水肿 ↓ 肺泡间隙炎性细胞浸润	血小板、纤维蛋白、胶原蛋白致肺内毛细血管阻塞 ↓ 成纤维细胞浸润肺泡壁,组织间纤维化伴胶原蛋白聚集 如果损伤轻微　如果损伤严重 ↓　　　　　↓ 变化逐渐减轻　进入慢性过程	进行性肺泡导管增厚和血管硬化增加

3.3　心脏

　　心脏是一个非成对肌性空腔脏器,位于两肺之间纵隔间隙内,由含有纤维浆液性结构心包膜包绕。心包膜将心脏固定于横膈上,同时将其与邻近脏器分开。心脏可分为 4 个部分,上方为左右两个心房,下方是左右两个心室。上下腔静脉和冠状静脉窦血液流入右侧心房,冠状静脉窦接受来自心壁的血液。右侧心室心房腔通过右侧房室孔即三尖瓣口相连续,该口由三尖瓣控制。除了房室孔,右侧心室还有一个肺动脉口,该口由 3 个半月形的瓣膜构成,通过此孔心室与肺动脉干相连。肺静脉有 4 支,左右各两支分别从两侧流向左心房。左心房心室腔通过左房室孔相连续。此处有二尖瓣,二尖瓣由两个尖状瓣叶组成并伸入心室腔。左心室通过主动脉口与主动脉相连,主动脉口有 3 个半月形主动脉瓣,其解剖结构与肺动脉干相似。

　　左右冠状动脉给心肌供血。右侧冠状动脉供给右侧心室并经过左心室后下壁。刚分出的左侧冠状动脉称为总干,其后可分为两个分支,称前降支动脉和旋支动脉,前者沿着心脏前壁走,后者沿着左心室侧壁走。心脏静脉可以看成是冠状窦的分支,其血流入右心房[15](图 3.4)。

　　一旦出现放射所致心脏疾病(RIHD)则表明心脏有临床和病理损伤。在过去 10 年,由于现代放疗技术的实施,如采用剂量分割、减小心脏受照体积,肿瘤治疗所致放射性心脏损害的发生率有所下降。由于整个心脏结构都可能发生放射性损伤[16],故其损伤

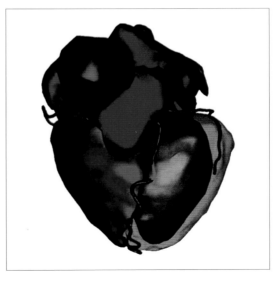

图 3.4　重建全心脏和部分冠状动脉图。(图经许可引自参考文献 31)

的临床表现可以呈现出多样化,具体如下:

- 治疗期间急性心包炎
- 晚发急性心包炎
- 心包积液
- 缩窄性心包炎
- 心肌病
- 心瓣膜损害
- 传导异常
- 冠状动脉缺血性疾病

淋巴瘤、肺部或乳腺或食管肿瘤患者接受放疗可能引起心血管毒性表现,其损伤与放射剂量直接有关。整个心脏和心包体积受照会引起最严重的临床表现。在常规放疗中剂量不超过40Gy,当超过一半以上心脏体积受照后,高达5%的成人患者可能出现心脏心包疾患。放射治疗时患者年龄是冠状动脉损伤的重要风险因素,特别是那些年龄大于50岁的患者。放疗期间同期或序贯化疗,特

表3.3 心脏损伤的病理生理学

解剖部位	损伤机制
心包炎	胶原蛋白取代正常脂肪组织 ↓ 纤维蛋白在表面和组织间渗出 ↓ 小血管增生 ↓ 一段时间后渗出纤维蛋白趋向机化 ↓ 纤维病变进一步发展 ↓ 出现缩窄性心包炎
心肌病	心肌细胞、血管周围组织纤维化
瓣膜病	血管瓣膜纤维瘢痕 ↓ 狭窄和反流
传导异常	心肌纤维化 ↓ 传导改变,心室或窦房结阻断
冠状动脉疾病与大血管损伤	冠状动脉: 小血管和毛细血管内皮发生变化 ↓ 冠状动脉管腔变小 ↓ 狭窄和血栓形成 大血管: 内皮变化 ↓ 增加动脉粥样硬化或狭窄概率

别是使用心脏毒性药物,心脏损伤发生率将更高,损伤程度将更严重。心脏的放射损伤可以看成是微血管或大血管损伤的结果[17]。心脏微循环的损伤始于心脏众多结构内皮细胞的变化。毛细血管肿胀,血管腔逐渐阻塞导致缺血,结果导致心脏组织被纤维组织替代[18]。心脏较大血管损伤系大血管损伤所致,它使动脉粥样病变加剧(表3.3)。

3.4　食管

食管是进食管道,起自咽部,终于胃,长为25~26cm。食管壁从里到外分别由黏膜(复层上皮)、黏膜下层、肌层(内层环状肌,外层纵行肌)和外膜组成,缺少浆膜层。食管分为颈、胸、膈和腹段(图3.5a,b)。

● 颈段食管长4~5cm,位于颈4椎体和胸2椎体上缘之间;

● 胸段食管长16cm,位于纵隔后方,向下达胸11椎体;

● 膈段食管长1~2cm,对应于横膈食管裂孔的一小段食管。

● 腹段食管长3cm,从横膈裂孔至贲门,即食管鳞状上皮和胃柱状上皮交界处。其前方与左叶肝表面的下缘相连,后方与腹主动脉和膈肌中角相连,右侧与肝尾叶相连,左侧与胃底部相连。腹段食管仅前方有腹膜覆盖。

吞咽功能是指一系列肌肉收缩推挤食物从口腔到胃的过程。急性食管炎通常发生在放射治疗开始后3个月内,在胸部肿瘤治疗中很常见,其发生率及其严重程度与所给放射总剂量、分次量以及任何形式的同期化疗有关。同期化疗或改变分割量可致15%~25%的患者发生严重的食管炎,以致需要中断

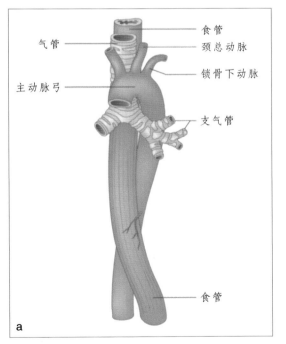

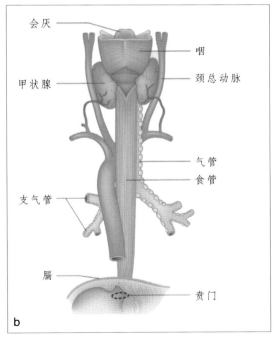

图3.5a,b　食管周围及其连接。食管为一肌性有褶管腔,长约25cm,有3个自然狭窄,第一个狭窄位于环状软骨水平,第二个位于T4椎体水平,气管分叉后方(为支气管和主动脉限制所致),第三个位于T10椎体水平,此处为食管穿过横膈位置。食管有两个括约肌,称食管上括约肌和食管下括约肌。(图经许可引自参考文献33)

放疗而进行入院治疗。晚期食管损伤较少见，因为很多胸部肿瘤的特异生存非常低。在长期生存者中，常规分割或大分割剂量递增治疗可能增加慢性食管损伤的发生率[19,20]。因慢性损伤如气管食管漏或食管穿孔而死亡的患者只占该类患者的 0.4%~1%[21,22]。

与黏膜炎相关的吞咽困难和吞咽痛是最常见的食管放射损伤症状。尽管一些患者伴有进食困难，并在放疗后可以持续数周或数月，但在多数患者该症状通常轻而短暂，有时患者还会有胸部反射痛[23]。内镜下可以区分急性放射损伤和慢性放射损伤，急性食管炎可以表现为黏膜弥散性红斑，黏膜变脆甚至糜烂，或两者兼而有之，还可见到溃疡。此阶段在组织学上可见到基底细胞坏死、黏膜下水肿、微循环退变。晚期放射反应，发生于放疗后 3 个月至数年，表现为程度不一的食管管状狭窄，其黏膜改变，出现慢性溃疡和气管食管瘘(表 3.4)。

3.5 脊髓

脑和脊髓称中枢神经系统(CNS)，具有收集、传递和整合处理信息的功能。脊髓位于椎管内，表面包有硬脊膜，其形为柱状，平均直径为 8~10mm，上起于枕骨大孔，下止于第一或第二腰椎，故并不占据全部椎管腔。腰椎部椎管含有许多神经根，称马尾，起自脊髓圆锥。脊髓和椎体一样可分为颈段、胸段、腰段和骶尾段，在其横截面上，内侧为灰质，外侧为白质。

● 脊髓灰质形状如蝴蝶，并可见两前角、两后角和两侧角。两前角支配骨骼肌，因此前神经根是运动神经根，含有躯体运动(自主)神经纤维和内脏效应器。后神经根是感觉神经，含有躯体和内脏传入纤维，以及来源于脑干的疼痛抑制神经轴突末梢。部分交感神经纤维(位于胸段脊髓)和副交感神经纤维(位于骶髓)则起源于脊髓侧角细胞。

● 与灰质不同，脊髓白质由较长的上传神经束和下传神经束组成，该神经束连接脑和脊髓，脊髓中央管及前角和后角将其隔开分为左右两组，每组又由三束组成。脊神经分别起源于左右两侧相应脊髓节段并穿过椎间孔，前根和后根的神经纤维在此相互交织。

脊神经和脑神经以及相对应神经节共同形成周围神经系统(PNS)，通过传入神经纤维将感觉信息传入中枢神经系统，通过传出神经纤维控制从中枢神经系统传至器官和组织的神经信号[24]。周围神经系统神经节、脊髓和脑内的神经细胞分为若干组，每组有一定数量的神经元，具有特定的功能，如信号的组织与处理。外周神经系统分为自主神经(躯体神经)和非自主神经(内脏神经)，两者皆受中枢神经系统控制和协调(图 3.6)。

脊髓放射耐量低，一般认为这是脊髓旁肿瘤放射治疗最主要的剂量限制因素。脊髓放射受损不仅取决于放射总剂量，而且取决于分次剂量、组织含氧量和是否存在同期化疗。脊髓表现的症状与其受损的严重程度和受照长度有关，脊髓受照越长(≥10cm)，其损害的风险就越高。尽管有文献报道个别病例在脊髓受照剂量低于通常认为的安全剂量(30~35Gy)时仍可发生脊髓炎，但一般情况下脊髓在常规分割剂量受照 40Gy 时，脊髓炎的发生率较低(<0.2%~2%)。事实上脊髓的放射损伤受多种因素的影响，其中某些

表 3.4 **食管损伤的病理生理学**

急性期	慢性期
基底细胞坏死 ↓ 黏膜下水肿 ↓ 微循环受损	广泛黏膜纤维化伴血管改变

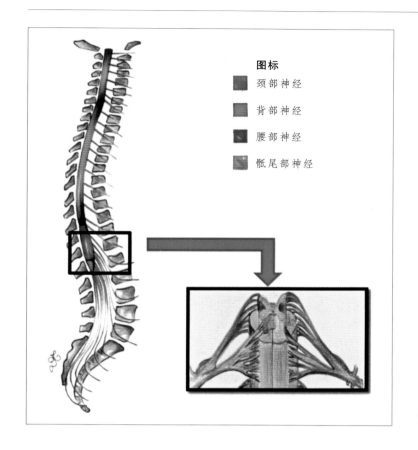

图 3.6　脊髓和脊神经。(由 Danila Trignani 绘图)

图标

■ 颈部神经

■ 背部神经

■ 腰部神经

■ 骶尾部神经

因素根本无法评估和预测,但当总剂量超过 50Gy 时发生脊髓炎的风险就明显增加。其致病机制主要有两种模式:①脊髓白质变性,此阶段发生较早,在放疗后 6~12 个月,过程渐进;②重要血管损伤,导致脊髓坏死,此阶段通常出现较晚,大约发生在放疗后 1 年以上,但无法预知,且变化多端。

由于发生放射性脊髓炎的潜伏期达 5~6 个月以上,故起病可能很隐匿。脊髓炎可能出现较早,并在短期内发作,表现为肢体感觉异常和低头触电样感(Lhermitte 征),不影响运动神经纤维。较重时客观体征和症状包括痉挛、无力、轻度偏瘫和少见的脊髓半侧损害综合征(Brown-Séquard 综合征),即同侧麻痹,位觉、震动觉、精细触觉异常,对侧温痛觉消失,大小便失禁,偶发疼痛。晚发脊髓炎可能发生在放疗后 20~36 个月,通常严重

且几乎不能逆转。横贯性脊髓炎既有运动神经累及又有感觉神经累及,体征取决于受损节段。脊髓病通常是致死性的,颈髓的损伤比胸髓损伤后果严重得多[25,26](表 3.5)。

3.6　臂丛

臂丛是一个重要的神经结构,负责上肢感觉和运动,主要从颈 5 至胸 1 发出,部分从颈 4 和胸 2 发出。臂丛的组成和解剖走向见图 3.7 和图 3.8。

患者腋窝或锁骨上区域接受放疗可引起臂丛损伤。该并发症现在很少发生,若出现,多数情况是由肿瘤复发造成而非放疗导致。臂丛受损发生率为 0~5%,其发生与放射总剂量、分次量、臂丛受照体积以及同期化疗有关[27-29]。放射所致臂丛神经损伤可以在

表 3.5　**脊髓损伤的病理生理学**

放疗结束后 6~12 个月	放疗结束后 1 年或更长
脊髓白质变性 ↓ 脱髓鞘改变(出现早、渐进、逐步加重)	重要血管损伤→坏死(出现晚,但突然发生显著变化)

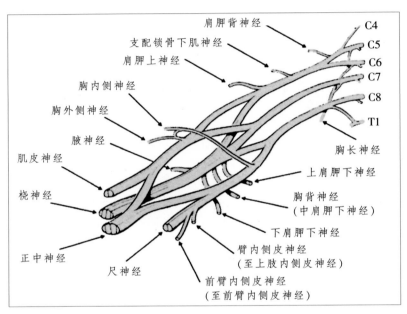

图 3.7　臂丛神经图。(图经许可引自参考文献 34)

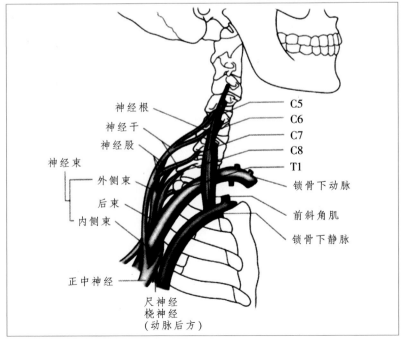

图 3.8　臂丛神经解剖关系。(图经许可引自参考文献 35)

表 3.6　臂丛神经损伤的病理生理学

解剖部位	损伤机制
臂丛神经	血管改变 ↓ 放射所致纤维化累及神经结构 ↓ 直接作用于施万细胞

放疗结束后数月或数年才观察到[30],其确切病理生理改变目前并不清楚,但血管病变、神经结构的放射性纤维化及辐射对施万细胞的直接效应似乎在损伤形成过程中扮演了重要的角色(表 3.6)。

感谢 Maria Taraborrelli,Lucia Anna Ursina, Monica Di Tommaso和 Marianna Tignani 参与本章撰写。

(冯平柏 译　许建华 校)

参考文献

1. Balboni GC, Bastianini A, Brizzi E et al (1991) Anatomia Umana. Third Edition. Edi Ermes, Vol. 1, pp 207–209
2. Rubin P, Andrews JR, Swarm JR, Gump H (1959) Radiation-induced dysplasia of bone. AJR Am J Roentgenol 82:206–216
3. Howland WJ, Loeffler RK, Starchman DE, Johnson RB (1975) Postirradiation atrophic changes of bone and related complications. Radiology 117:677–685
4. Ergun H, Howland WJ (1980) Postradiation atrophy of mature bone. Crit Rev Diagn Imaging 12:225–243
5. Dalinka MK, Mazzeo VP (1985) Complications of radiation therapy. Crit Rev Diagn Imaging 23:235–267
6. Dalinka MK, Haygood TM (2002) Radiation changes. In: Resnick D (ed) Diagnosis of bone and joint disorders, 5th edn. Saunders, Philadelphia, pp 3393–3422
7. Ewing J (1926) Radiation osteitis. Acta Radiol 6:399–412
8. Balboni GC, Bastianini A, Brizzi E et al (1991) Anatomia Umana. Third Edition. Edi Ermes, Vol. 2, pp 319–346
9. Choi YW, Munden RF, Erasmus JJ et al (2004) Effects of radiation therapy on the lung: radiologic appearances and differential diagnosis. Radiographics 24(4):985–997
10. Ikezoe J, Takashima S, Morimoto S et al (1988) CT appearance of acute radiation-induced injury in the lung. AJR Am J Roentgenol 150(4):765–770
11. Collins J, Stern EJ (2007) Chest radiology, the essentials. Lippincott Williams & Wilkins, Philadelphia
12. Roswit B, White DC (1977) Severe radiation injuries of the lung. AJR Am J Roentegenol 129:127–136
13. Movsas B, Raffin TA, Epstein AH, Link CJ Jr. (1997) Pulmonary radiation injury. Chest 111;1061–1076
14. Charles HC, Baker ME, Hathorn JW et al (1990) Differentiation of radiation fibrosis from recurrent neoplasia: a role for 31^P MR spectroscopy? AJR Am J Roentgenol 154(1):67–68
15. Balboni GC, Bastianini A, Brizzi E et al (1991) Anatomia Umana. Third Edition. Edi Ermes, Vol. 1, pp 361–398
16. Adams MJ, Hardenbergh PH, Constine LS, Lipshultz SE (2003) Radiation-associated cardiovascular disease. Crit Rev Oncol Hematol 45:55–75
17. Corn BW, Trock BJ, Goodman RL (1990) Irradiation-related ischemic heart disease. J Clin Oncol 8:741–750
18. Seddon B, Cook A, Gothard L et al (2002) Detection of defects in myocardial perfusion imaging in patients with early breast cancer treated with radiotherapy. Radiother Oncol 64:53–63
19. Timmerman R, McGarry R, Yiannoutsos C et al (2006) Excessive toxicity when treating central tumors in a phase II study of stereotactic body radiation therapy for medically inoperable early-stage lung cancers. J Clin Oncol 24:4833–4839
20. Onishi H, Shirato H, Nagata Y et al (2007) Hypofractionated stereotactic radiotherapy (HypoFXSRT) for stage I non-small-cell lung cancer: Updated results of 257 patients in a Japanese multi-institutional study. J Thoracic Oncol 2(7 Suppl 3):S94–S100
21. Singh AK, Lockett MA, Bradley JD (2003) Predictors of radiation-induced esophageal toxicity in patients with non-small-cell lung cancer treated with three-dimensional conformal radiotherapy. Int J Radiat Oncol Biol Phys 55:337–341
22. Qiao W-B, Zhao Y-H, Zhao Y-B et al (2005) Clinical and dosimetric factors of radiation-induced esophageal injury: Radiation-induced esophageal toxicity. World J Gastroenterol 11:2626–2629
23. Rubin P, Casarett GW (1968) Clinical radiation pathology. W.B. Saunders Company, Philadelphia
24. Balboni GC, Bastianini A, Brizzi E et al (1991) Anatomia Umana. Third Edition. Edi Ermes, Vol. 3, pp 28-49
25. Okada S, Okeda R (2011) Pathology of radiation myelopathy. Neuropathology 21:247-65
26. Wong CS, Van Dyk J, Milosevic M et al (1994) Radiation myelopathy following single courses of radiotherapy and retreatment. Int J Radiat Oncol Biol Phys 30:575-81
27. Hardenbergh PH, Bentel GC, Prosnitz LR et al (1999) Postmastectomy radiotherapy: toxicities and tech-

niques to reduce them. Semin Radiat Oncol 9:259–268

28. Recht A, Edge SB, Solin LJ et al (2001) Postmastectomy radiotherapy: clinical practice guidelines of the American Society of Clinical Oncology. J Clin Oncol 19:1539–1569

29. Pierce SM, Recht A, Lingos T et al (1992) Long-term radiation complications following conservative surgery (CS) and radiation therapy (RT) in patients with early stage breast cancer. Int J Radiat Oncol Biol Phys 23:915–923

30. Moore NR, Dixon AK, Wheeler TK et al (1990) Axillary fibrosis or recurrent tumor: an MRI study in breast cancer. Clin Radiol 42:42–46

31. Breeuwer M, Ermes P, Gerber B (2009) Clinical evaluation of automatic whole-heart and coronary-artery segmentation. Journal of Cardiovascular Magnetic Resonance 11:220

32. Kitapci MT (2012) Atlas of Sectional Radiological Anatomy for PET/CT. Springer

33. Najam A, Ajani J, Markman M (2003) Atlas of Cancer. Volume 4, Chapter 31

34. Pellerin Megan, Kimball Z, Tubbs RS, Nguyen S, Matusz P, Cohen-Gadol AA, Loukas M (2010) The prefixed and postfixed brachial plexus: a review with surgical implications. Surgical and Radiologic Anatomy. 32:251-260

35. Saifuddin A (2003) Imaging tumours of the brachial plexus. Skeletal Radiology 32:375-387

第 **4** 章

腹部

4.1 肝

肝脏是人体最大的腺体，位于腹腔上部，占据了全部右侧季肋区、部分腹上区、左侧季肋区的大部分。肝脏前上部分被正中裂分为肝左叶和肝右叶，肝腹面被左右纵行沟和横行沟(肝门)分为肝右叶、肝左叶、方叶和尾叶。肝动脉(腹腔干分支)和门静脉在肝门中穿行，门静脉由腹腔脏器的引流静脉汇合而成，接受胃、大肠、小肠、脾和胰腺的静脉回流。肝脏代谢后的血液经肝小叶中央静脉生成，经肝静脉引流至上腔静脉(图 4.1)。

肝脏执行多种功能，包括：贮存代谢物质如糖、铁、维生素等，净化血液，调节蛋白质、脂类、糖类代谢，分解血液中消化系统吸收的营养物质和药物以利于机体应用，调节血凝系统[1,2]。

肝脏电离辐射损伤与受照剂量和体积或肝叶相关。在放射性肝炎中，急性肝损伤较常见[3]。

全肝受照 15Gy 后就可出现放射性损伤，部分肝脏常规分割受照 45~50Gy 不会

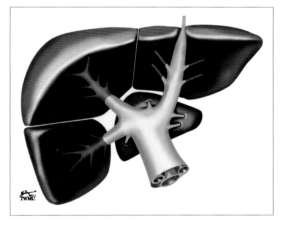

图 4.1 根据 Glissonian pedicles 分区，肝脏分成 3 部分和一个尾叶。(图经许可引自参考文献 17)

引起临床并发症。肝脏放射性损伤表现为肝大(无黄疸)、腹水、肝功能异常，主要为碱性磷酸酶、谷丙转氨酶升高，胆红素降低。放射引起肝脏损伤的特征是肝小叶中央静脉闭塞和逆行性肝淤血，并在治疗结束后 2 周至 3 个月出现肝细胞坏死[4-6]。多数情况下，亚急性肝放射损伤能逐步恢复，但小叶结构常发生扭曲。晚期损伤通常没有临床症状，当出现症状时，可定义为慢性放射性肝炎(表 4.1)。

表 4.1 肝损伤的生理病理学

解剖结构	损伤机制
内皮细胞	激活血凝因子→纤维蛋白沉积→中央静脉淤血→逆行性肝淤血→坏死和肝脏转氨酶升高

4.2 肾

肾脏是成对器官,位于腹腔后上方脊柱两侧的腹膜后间隙内,相当于第 11 胸椎下界到第 3 腰椎上界水平。因为肝脏挤压的关系,右肾比左肾低 2cm 左右。

肾脏可分为内、外侧两缘,前、后两面和上、下两端。肾内缘中部凹陷,形成一个 3~4cm 的切迹,即为肾门,肾血管、淋巴管、神经和肾盂通过此处。肾周由质地较厚的肾筋膜包绕。

肾脏是由外周皮质和中央髓质组成的(图 4.2)。肾脏功能包括:排泄代谢产物,调节水电解质平衡、体液渗透压、酸碱平衡、红细胞生成和血压[7]。

肾脏放射性损伤的病理生理学目前仍未完全明确。肾脏急性放射损伤表现为毛细血管内皮的小球细胞及球旁细胞从基底膜脱离,引起小叶间动脉和输出小动脉闭塞,进而伴随毛细血管渗透性增高和间质水肿。刚开始时,受照肾脏出现轻度血管充血而致肾实质肿胀水肿。

受照开始后的 15~20 天出现管状上皮的变化。之后 6~12 个月的亚急性期,可观察到解剖和病理学改变,出现内膜坏死、纤维内皮增厚、肾小管萎缩、胶原替代、肾小球硬化。晚期损伤发生在治疗后 1~5 年,表现为

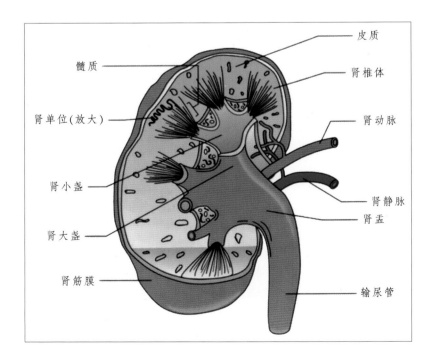

图 4.2 肾脏解剖。(图经许可引自参考文献 18)

肾实质减少而致肾脏萎缩硬化。晚期损伤主要因肾小球系膜细胞肥大、再生不全以及基质增生所致，最终导致毛细血管消失及肾硬化[8]（表 4.2 和表 4.3）。

4.3　胃

　　胃位于膈下腹腔内，上接食管，下连小肠，占据左侧季肋区及部分上腹区。胃由前后两壁组成，内外界由右侧的胃小弯和左侧的胃大弯构成。胃小弯从与食管右侧缘延续的贲门部起始，几乎垂直向下，后上部弯曲成角，下方延伸至幽门与十二指肠上部相接。胃大弯在上方从贲门外缘起始，与食管左缘形成一个锐角，再向下延伸至幽门，与十二指肠的下部相连。

　　胃向上通过贲门与食管相接，向下通过幽门与十二指肠相连。从上下方向胃可分为 3 部分：胃底、胃体和胃窦。胃底位于最上方的膈下间隙，通过贲门的水平线通常被认为是胃底和胃体的分界，胃窦与胃体的分界线为胃角至对应胃大弯的斜线。在胃小弯侧幽门与胃体成直角相连，形成胃角切迹（图 4.3）。

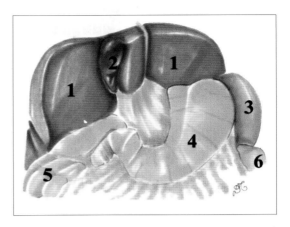

图 4.3　胃解剖图。1:肝脏;2:胆囊;3:脾;4:胃;5:升结肠;6:降结肠。（由 Danila Trignani 绘图）

　　胃的血供由腹腔干分支提供:胃左动脉直接从腹腔干分出，胃右动脉和胃十二指肠动脉由肝总动脉分出，胃网膜左动脉和胃短动脉由脾动脉分出[9]（图 4.3）。

　　胃通过运动和分泌功能将胃液与食物混合形成食糜，同时通过排空完成胃消化过程[9]。

　　胃是由一系列功能单位构成的串联器官，故 5%~25% 的胃坏死即可致命[10]。

　　胃放射急慢性损伤的病理生理学机制已较为明确[11]。放射性胃炎在照射后一周即可出现，并可持续一个月以上且轻重程度不一。照射首先引起放射最敏感区域如胃底黏膜有丝分裂阻滞。之后胃其他区域，含有较多放射敏感性低的细胞，如表皮细胞、壁细胞、酶原细胞，出现退行性改变。幽门及胃窦区表现出更低的放射敏感性。放射可引起黏膜和腺体的共同改变，包括水肿、血管扩张、

表 4.2　**临床综合征潜伏期**

综合征	潜伏期(月)
急性肾炎	6~12
慢性肾病	>18
良性高血压	>18
恶性高血压	12~18

表 4.3　**肾损伤的病理生理学**

解剖结构	损伤机制
血管成分和管状上皮	内膜坏死→内皮下膜纤维增生→胶原替代→肾小球硬化（急性灶性损伤） 持续纤维增生→肾实质减少→器官萎缩（晚期全面损伤）

表 4.4　**胃损伤的病理生理学**

解剖结构	损伤机制
血管系统	炎症→血管扩张伴水肿→血管闭塞→闭塞性动脉内膜炎
上皮细胞	有丝分裂阻滞→细胞萎缩、死亡→黏膜变薄→腺体萎缩→溃疡

强烈的炎症征象；之后可发生血管闭塞。最终黏膜变薄，腺体系统萎缩并可出现溃疡[12]（表 4.4）。

4.4　小肠

　　小肠起始于幽门括约肌，止于回盲瓣，弯曲多，从上腹部一直延伸至右髂窝，占据了腹腔的绝大部分，并向下占据部分真骨盆。

　　十二指肠是小肠的起始部分，长约30cm，起始于中线右侧第一腰椎水平，止于第二腰椎水平中线左侧。

　　空肠和回肠有系膜，为小肠最长的一部分，连接十二指肠和大肠，起始于第二腰椎水平，止于右髂窝，通过回盲瓣与大肠相连。空肠和回肠没有实际的分界，空肠肠腔较回肠更大，壁更厚，有更多绒毛和腺体。肠系膜从腹腔后壁延伸出，其游离缘将这部分小肠包绕（图 4.4）。

　　小肠的血供由肠系膜上动脉的几个分支和吻合支供应[13]。

　　小肠主要的功能有 4 项：食物运输、营养吸收、运动和容纳食糜（后者主要通过回盲瓣实施控制）。同时小肠也有重要的内分泌功能和免疫功能[13]。

　　小肠的放射耐受性是腹部盆腔放疗剂量限制性的因素之一。小肠放射急性毒性发生率与受照射体积相关性非常高，并不受剂量影响。引起放射性肠炎的照射剂量范围很大，与以下因素相关：技术因素如总剂量、照射体积、分割剂量，临床因素如年龄、性别、

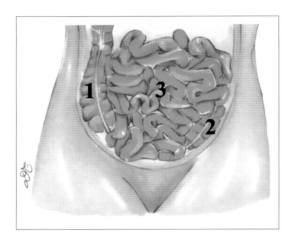

图 4.4　小肠解剖图。1：升结肠；2：降结肠；3：小肠。（由 Danila Trignani 绘图）

身体状况、高血压、盆腔感染性疾病、血管性疾病、糖尿病[14]。放射性肠炎表现多样，主要为腹泻，还可能出现腹部绞痛、恶心、呕吐（少见）、食欲不振、体重下降。黏膜水平的组织学改变是急性肠炎的特征性变化。

　　放疗第三周各类损伤开始出现，包括：隐窝细胞坏死，绒毛减少，黏膜增厚，炎症，隐窝脓肿形成。此类损伤放疗结束后 3~4 天开始修复，12~14 天恢复[15]。当慢性放射性肠炎发生时，小肠壁所有结构均有组织学改变：黏膜萎缩、表浅溃疡伴融合趋向、黏膜下层因透明质沉积而增厚、肌纤维萎缩。淋巴循环变化引起血流减少和闭塞性动脉内膜炎，成为血管的特征性改变。

　　小肠慢性放射损伤有两种特殊临床分型：内科型肠损伤和外科型肠损伤，发生率为 10%~50%[15]。一旦出现提示预后不佳，5

表 4.5 小肠损伤的病理生理学

解剖结构	损伤机制
血管系统	炎症→血管扩张伴水肿→血管闭塞→闭塞性动脉内膜炎
上皮细胞	有丝分裂阻滞→细胞萎缩死亡→黏膜变薄→溃疡

年总生存率为 50%~60%。实际上,严重的放射性肠炎预期生存率是需行盆腔放疗肿瘤的 1/5[16]。内科型肠炎(功能性损伤)潜伏期为 12~14 个月,由黏膜功能不足引起。其特征性表现为慢性腹泻和吸收不良综合征,因胰腺功能不全和胆盐、脂肪酸吸收不良可出现脂肪泻,并可伴有痉挛样腹痛。

慢性外科型肠炎(解剖损伤)潜伏期较长,为 1~10 年,由较深的溃疡(如穿孔、瘘管、出血)引起,最终可形成肠道狭窄和肠梗阻(表 4.5)。

感谢 Antonietta Augurio 和 Marianna Trignani 参与本章的撰写。

(姜雪松 译 冯平柏 校)

参考文献

1. Balboni GC, Bastianini A, Brizzi E et al (1991) Anatomia Umana. Third Edition. Edi Ermes, Vol. 2, pp 176–212
2. Guyton AC (1991) Trattato di fisiologia medica. Eighth Edition. Piccin, pp 842-847
3. Fajardo LF (1982) Pathology of radiation injury. Masson, New York
4. Wharton JT, Delclos L, Gallager S, Smith JP (1973) Radiation hepatitis induced by abdominal irradiation with the cobalt 60 moving strip technique. Am J Roentgenol 117:73–80
5. Ingold DK, Reed GB, Kaplan HS, Bagshaw MA (1965) Radiation hepatitis. Am J Roentgenol Radium Ther Nucl Med 93:200–208
6. Lawrence TS, Robertson JM, Anscher MS et al (1995) Hepatic toxicity resulting from cancer treatment. Int J Radiat Oncol Biol Phys 31:1237–1248
7. Balboni GC, Bastianini A, Brizzi E et al (1991) Anatomia Umana. Third Edition. Edi Ermes, Vol. 2, pp 355–389
8. Beauvois S, Van Houtte P (1997) Effets tardifs de l'irradiation sur le rein. Cancer Radiother 1:760–763
9. Balboni GC, Bastianini A, Brizzi E et al (1991) Anatomia Umana. Third Edition. Edi Ermes, Vol. 2, pp 92–115
10. Brick I (1995) Effects of million volt irradiation on the gastrointestinal tract. Arch Intern Med 96:26–31
11. Goldgraber MD, Rubin CE, Palmer WL et al (1954) The early gastric response to irradiation; a serial biopsy study. Gastroenterology 27:1–20
12. Coia LR, Myerson RJ, Tepper JE (1995) Late effects of radiation therapy on the gastrointestinal tract. Int J Radiat Oncol Biol Phys 31:1213–1236
13. Balboni GC, Bastianini A, Brizzi E et al (1991) Anatomia Umana. Third Edition. Edi Ermes, Vol. 2, pp 116–144
14. Letschert JG, Lebesque J, Aleman JV et al (1994) The volume effect in radiation-related late small bowel complications: results of a clinical study of the EORTC Radiotherapy Cooperative Group in patients treated for rectal carcinoma. Radiother Oncol 32:116–123
15. Polico C, Capirci C, Stevanin C et al (1993) Enteropatia da raggi. Scientifiche Nutricia, Milano, pp 1–44
16. Harling H, Balslev I (1988) Long-term prognosis of patients with severe radiation enteritis. Am J Surg 155:517–519
17. Yamamoto M, Katagiri S, Ariizumi S, Kotera Y, Takahashi Y (2011) Glissonean pedicle transection method for liver surgery (with video). Journal of Hepato-Biliary-Pancreatic Sciences 19:3-8
18. Malhotra V, Muravchick S, Miller R (2002) Atlas of Anesthesia. Volume 5, Chapter 8. Elsevier Health Sciences

第 **5** 章

盆腔

5.1 直肠

直肠为大肠的末段,长约 15cm,由直肠盆部和直肠肛管部构成。两者的分界线是肛提肌的交叉线。直肠起始于第 3 骶椎水平,顺骶尾骨前方向下延伸形成一个向后凸中空的弧(骶曲),凸面对应男性的前列腺顶和女性的阴道中部。腹膜包绕部分直肠,故直肠可分为腹膜覆盖部分和无腹膜部分(图5.1)。

男性和女性的肠周器官在盆腔及会阴水平均明显不同。男性的直肠盆部与小肠袢(腹膜部)、膀胱、前列腺、输精管、精囊腺(腹膜下部)相毗邻,而女性的直肠盆部与小肠袢(腹膜部)相毗邻,并通过直肠阴道膈(腹膜下部)与阴道后壁相连。在后方直肠盆部与第 3 至 5 骶椎、尾骨、肛提肌、梨状肌和尾骨肌毗邻。男性的直肠肛管部与前列腺顶、尿道膜部、尿道球部毗邻,而女性则与阴道后壁毗邻。

直肠壁有 3 层结构:黏膜、黏膜下层和肌层[1](图 5.1)。

直肠壁的解剖知识对于理解放疗后直肠损伤的病理生理学非常重要[2]。直肠是一种混合型危及器官,由并联亚单位和串联亚单位构成,它的放射耐受性与百分体积剂量相关,同时与局部最高剂量也相关。

放疗可引起直肠急性毒性和晚期毒性。在急性期,放疗减少腺管数量并致直肠壁炎症细胞浸润[3]。但是急性和晚期毒性的症状没有明显差异,而急性损伤转为慢性的时间也不明确。此外,急性期与晚期损伤的症状是否可同时出现亦不明确。虽然患者因素和手术史可能是直肠放疗耐受性的独立影响因素,但急性毒性仍可预测晚期毒性(出血、直肠炎、分泌黏液、失禁、尿急、里急后重)的发生。

大便失禁可能是放疗作用于括约肌并影响括约肌收缩和松弛时压力变化的结果,可在放疗后 4~6 周出现并可持续至放疗后两年。直肠临界水平刺激感知区域的下降可能提示神经损伤的存在,可能与肌层神经丛增生相关。最终,纤维化伴弹性纤维减少及括约肌硬化可引起直肠容量下降[4,5]。

内层括约肌和黏膜下神经丛没有形态学改变,这提示放射性损伤主要发生于直肠壁外层[6,7](表 5.1)。

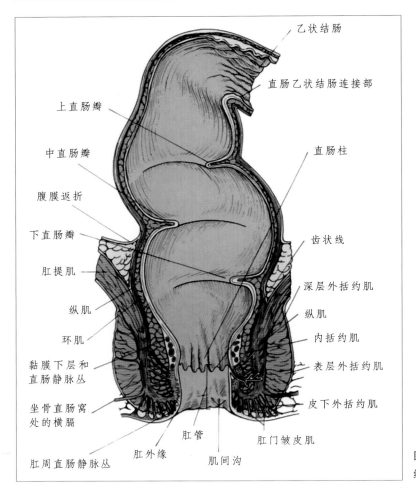

乙状结肠

直肠乙状结肠连接部

上直肠瓣

中直肠瓣

直肠柱

腹膜返折

下直肠瓣

齿状线

肛提肌

深层外括约肌

纵肌

纵肌

环肌

内括约肌

黏膜下层和
直肠静脉丛

表层外括约肌

坐骨直肠窝
处的横膈

皮下外括约肌

肛周直肠静脉丛

肛外缘

肛管

肌间沟

肛门皱皮肌

图 5.1　直肠肛管解剖图。(图经许可引自参考文献 45)

5.2　膀胱

　　膀胱是一个肌性中空的囊状器官,其形状、大小、位置根据充盈和排空状况有所不同。排空的膀胱全部位于真骨盆内耻骨联合后方,其后方为男性的直肠或女性的子宫。膀胱上方为腹膜覆盖,前部凸出与耻骨联合后缘毗邻。充盈时,膀胱壁膨出,特别是最具扩展性的上壁向上凸出,使尿液充盈的膀胱

表 5.1　**直肠损伤的病理生理学**

解剖结构	损伤机制
直肠壁	腺管减少和炎症细胞浸润(急性期)
肌肉被膜	弹性纤维减少→胶原纤维沉积
外括约肌	直肠硬化和顺应性降低
肠肌层神经丛	肥大→直肠硬化和顺应性降低

呈椭圆形,此时的膀胱上壁可达到下腹区并与前腹壁紧邻。充盈的膀胱可分为以下几部分:底、体、顶,各自有不同的解剖毗邻。

男性的膀胱底毗邻前列腺、精囊腺,并通过膀胱直肠窝与直肠相邻;而女性的膀胱底毗邻上 1/3 阴道、阴道穹隆和子宫颈阴道部。膀胱体向前与耻骨联合、闭孔肌内缘相邻,两侧为真骨盆侧壁,其后方为女性的子宫或男性的结肠和小肠(图 5.2)。

膀胱由黏膜层、肌层、外层和浆膜层组成,膀胱壁的组成是其生理学及病理生理学基础[8]。膀胱和下尿道的功能是临时储存尿液。根据膀胱扩张程度,排尿分为 3 个阶段:充盈阶段、排尿前阶段、排空阶段。在每个阶段,神经系统、逼尿肌、括约肌系统、尿道肌和骨盆分别有不同功能。排尿机制及相关结构的完整性是排尿节制的必要条件。排尿节制的机制并不参与尿液排空,但足以防止在非排尿时尿液通过尿道漏出[9]。

膀胱没有功能单位,故研究膀胱损伤的病理生理学时,其被认为是串联器官。但膀胱壁的不同部分可能有不同的放射敏感性[10,11]。电离辐射引起的早期变化包括上皮下微血管改变,伴蛋白质迁移以及大量转化生长因子 β 生成,以及随后Ⅰ型和Ⅲ型胶原纤维在膀胱壁沉积[12]。

过度的上皮剥脱是膀胱照射的急性损伤表现,引起上皮破裂而易于感染和损伤。

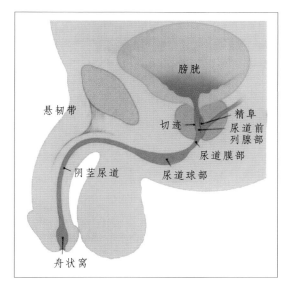

图 5.2 男性膀胱和尿道解剖图。(图经许可引自参考文献 44)

急性期症状包括全天尿频、排尿困难、膀胱痛、尿急、血尿。这些症状最高发生率达40%,一般在放疗结束 6 周后消失。在慢性期,晚期损伤似乎是由膀胱逼尿肌变性和肌层内胶原类纤维化引起。闭塞性动脉内膜炎引起的膀胱壁缺血导致血尿和(或)瘘管;临床后果为膀胱功能性容量减少。晚期损伤通常在放疗后 2 年内发生,但有时甚至可在治疗 10 年后才发生。

急性和晚期损伤的发生率以及严重的程度与膀胱照射部位和剂量相关[12,13](表 5.2)。

表 5.2 **膀胱损伤的病理生理学**

解剖结构	损伤机制
尿道上皮	尿道上皮脱落→上皮破裂(急性期)
	微血管上皮损伤→蛋白丢失,TGF-β 生成→水肿、炎症(急性期)
	闭塞性动脉内膜炎→膀胱壁缺血→血尿和(或)瘘管(晚期)
闭孔肌	平滑肌纤维变性,Ⅰ型和Ⅲ型胶原纤维在肌层沉积→顺应性降低

TGF,转化生长因子。

5.3　阴茎海绵体、尿道海绵体及尿道球部

　　两个阴茎海绵体和尿道海绵体是阴茎的可勃起结构。阴茎海绵体左右对称，近圆柱形，尖端变细。左右阴茎海绵体在阴茎体部紧密相连，在阴茎的根部分离，分别起自坐骨结节前方的耻骨坐骨支，并在其内侧紧邻骨膜继续延伸，被同侧的坐骨海绵体肌包绕。左右阴茎海绵体内侧面在耻骨下弓水平会合，通过连接筋膜（阴茎膈）相连。阴茎海绵体在阴茎体部的腹侧和背侧形成两道沟，背侧沟内为阴茎背静脉，腹侧沟内为尿道海绵体。阴茎海绵体远端细钝并被阴茎头包绕。阴茎海绵体由纤维包膜（白膜）和海绵体组织构成。

　　尿道海绵体为中线非成对器官，几乎全长被阴茎海绵体包绕。其后端膨大形成尿道球，起始于阴茎海绵体根部，紧邻泌尿生殖膈下面并被尿道球肌覆盖。尿道球后部距肛管1~1.5cm，其中央呈现一道纵沟，尿道球上部膨大，称为尿道球沟[14]（图5.3）。

　　勃起的生理过程中3个解剖结构起主要作用：阴部内动脉、阴茎海绵体和神经血管束。阴部内动脉起源于髂内动脉，分出3条主要动脉穿过泌尿生殖膈为阴茎提供血供：尿道球动脉、海绵体动脉和阴茎背动脉。阴茎海绵体构成了可膨胀的勃起组织，其根部被坐骨海绵体肌包绕。当此肌肉松弛并伴阴部内动脉扩张时，阴茎海绵体可迅速充盈。膨胀的阴茎海绵体压迫静脉可限制其回流。神经血管束起源于前列腺和直肠之间，两条海绵体神经起自该神经血管束。海绵体下神经同阴茎背静脉在紧邻耻骨联合后方经膈裂孔一同穿过泌尿生殖膈[15-18]。

　　骨盆照射可导致勃起功能障碍（阳痿），文献报道的勃起功能障碍发生率为20%~

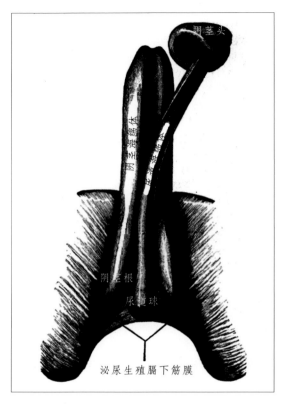

图5.3　阴茎结构图。（图经许可引自参考文献46）

90%，和以下因素有关：照射技术和剂量、评价勃起功能障碍的标准和随访时间长短。文献中相关证据提示照射后性功能损害的起因是血管因素。但因血管神经相互作用的复杂性，其确切机制目前仍不明确[23-25]。同样，阴茎球虽不是勃起过程及维持勃起状态的重要结构，但其是勃起功能障碍发生的环节之一，并且可作为该解剖部位的参考剂量点[26-28]（表5.3）。

5.4　泌尿生殖膈

　　泌尿生殖膈，也称为泌尿生殖三角，是构成会阴部的筋膜肌肉组织之一。它在盆膈下方，是厚约1cm的肌肉腱膜组织，位于两侧耻骨坐骨支之间，将真骨盆前下方封闭。

表 5.3　阳痿的病理生理学

解剖结构	损伤机制	
尿道球	血管损伤→勃起组织血供减少→尿道海绵体扩张度降低→勃起硬度降低	
神经血管束	血管损伤→阴部内动脉及其附属动脉血流减少	共同导致阴茎海绵体扩张度下降
	神经损伤→一氧化氮减少	

盆膈中央有一切迹,由耻尾肌的内侧缘构成(图 5.4)。

男性的泌尿生殖三角中有尿道膜部穿行并包含尿道球腺。女性的泌尿生殖三角中则有尿道及前庭大腺开口处的阴道穿行。

泌尿生殖膈由会阴深横肌和尿道外括约肌构成,二者上下两面均有会阴筋膜覆盖。

会阴深横肌是成对肌肉,发自坐骨支。在中线处,双侧会阴深横肌腱相互交织形成会阴中心腱。

尿道外括约肌包绕尿道起始部,同时部分覆盖男性的前列腺顶和女性的阴道。泌尿生殖膈筋膜坚韧。其浅层筋膜两侧固定于坐骨耻骨支,深层筋膜与闭孔肌筋膜相延续。

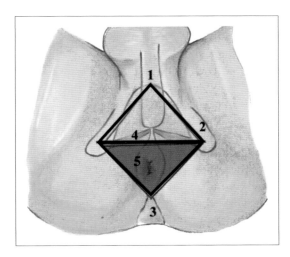

图 5.4　泌尿生殖膈解剖图。1:耻骨联合;2:坐骨结节;3:尾骨;4:泌尿生殖三角;5:肛门三角。(由 Danila Trignani 绘图)

两层筋膜前缘在耻骨联合下方相交形成会阴横韧带,与耻骨弓状韧带之间围成一裂隙,内有阴茎(蒂)背深静脉穿过(图 5.5a,b)。两层筋膜在后缘也相交,与其他腱膜组织一起形成会阴中心腱[29]。

泌尿生殖膈的肌肉由阴部神经分支支配。尿道外括约肌收缩关闭尿道,而会阴深横肌收缩形成盆底筋膜张力[29]。故盆底肌肉与大小便节制及性功能相关。其功能可以被证实,例如前列腺外照射后不同肌肉接受不同剂量照射。

尽管这些器官功能障碍大多可能与肛门直肠晚期毒性有关,但大便失禁似乎与盆底特定肌肉结构有关:即耻骨直肠肌、肛提肌和内外肛门括约肌,其中耻骨直肠肌可能与大便失禁更直接相关[30-34](表 5.4)。

5.5　股骨头

股骨头是股骨的一部分,位于其近端。股骨头为圆形,位于髋臼内并与之形成关节。股骨头中央有一凹陷,为股骨头凹,股骨圆韧带在此与髋臼底部相连。股骨颈支撑股骨头,股骨的大小转子位于股骨的颈底部(图 5.6)。

股骨头由骨小梁形成的海绵状组织构成,骨小梁在其中交汇形成网状相互沟通的髓腔,其中充满了造血骨髓。骨小梁由骨单位构成,骨单位是含有骨髓腔的微小结构。骨髓腔外周由呈同心圆排列的骨板即骨内

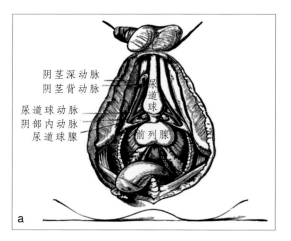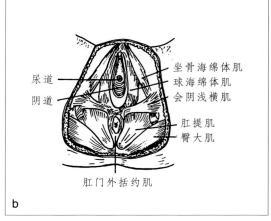

图 5.5a,b　会阴解剖图。a:男性;b:女性。(图经许可引自参考文献 46)

表 5.4　泌尿生殖膈损伤的病理生理学

解剖结构	损伤机制
肌肉被膜	弹性纤维减少→胶原纤维沉积→硬化→肌肉顺应性降低(大小便失禁)

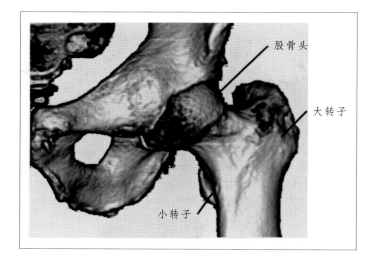

图 5.6　股骨头及关节解剖重建图。

膜包绕[35]。

　　股骨头是盆腔肿瘤放疗的危及器官。电离辐射可引起骨的直接损伤和间接损伤。这种损伤和血管改变相关[36]。其发病机制已在第 3 章 3.1 节中描述(表 5.5)。

5.6　卵巢

　　卵巢是女性生殖腺,有两种功能:生成卵细胞和分泌类固醇激素。卵巢是成对器

表 5.5　股骨头损伤的病理生理学

解剖结构	损伤机制
成骨细胞	成骨细胞减少→胶原纤维、碱性磷酸酶减少→骨质减少
微循环	血管闭塞→坏死/骨炎/骨折

表 5.6　卵巢损伤的病理生理学

解剖结构	损伤机制
颗粒细胞	DNA 损伤→细胞死亡 ↓ 激素减少 卵泡数目减少 }绝经、卵巢功能不全、不育 残留卵泡闭锁

官,位于子宫两侧,与真盆腔侧壁紧邻。卵巢外形和尺寸与大杏仁相似,最长径位于矢状面。卵巢表面没有脏腹膜覆盖,而被一种特别的生殖上皮覆盖。

因卵巢可跟随子宫运动,它的位置不是固定不变的。但通常情况下,卵巢侧面相对应于真骨盆侧后壁处的凹陷(卵巢沟)[37](图5.7)。

卵巢在青春期开始内分泌和生殖功能,标志着女性身体进入成熟期,依赖垂体促性腺激素呈现一个 28 天的周期变化。腹部、盆腔及脊髓照射,尤其当卵巢位于照射野内时,可引起卵巢功能不全和不育。

放射损伤的最初靶点可能是覆盖在正在生长的卵泡的颗粒细胞;卵泡支持卵母细胞发育成熟[38,39]。

将卵巢移出照射野外(卵巢固定术)可保留卵巢功能,对于需照射卵巢部位的育龄期女性可考虑行此治疗[40-43](表5.6)。

感谢 Marianna Trignani 参与本章的撰写。

（姜雪松 译　许建华 校）

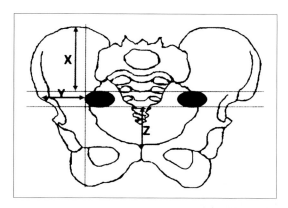

图 5.7　卵巢与盆腔骨性标志关系图示。(图经许可引自参考文献 47)

参考文献

1. Balboni GC, Bastianini A, Brizzi E et al (1991) Anatomia Umana. Third Edition. Edi Ermes, Vol. 2, pp 156–163
2. Brading AF, Ramalingam T for the Oxford Continence Group. (2006) Mechanisms controlling normal defecation and the potential effects of spinal cord injury. 152:345–358.
3. Sedgwick DM, Howard GC, Ferguson A (1994) Pathogenesis of acute radiation injury to the rectum.

A prospective study in patients. Int J Colorectal Dis 9:23–30

4. Yeoh EE, Holloway RH, Fraser RJ et al (2004) Anorectal dysfunction increases with time following radiation therapy for carcinoma of the prostate. Am J Gastroenterol 99:361–369

5. Yeoh EK, Holloway RH, Fraser RJ et al (2009) Anorectal function after three- versus two-dimensional radiation therapy for carcinoma of the prostate. Int J Radiat Oncol Biol Phys 73:46–52

6. Varma JS, Smith AN, Busuttil A (1986) Function of the anal sphincters after chronic radiation injury. Gut 27:528–533

7. Maeda Y, Høyer M, Lundby L, Norton C (2011) Faecal incontinence following radiotherapy for prostate cancer: a systematic review. Radiother Oncol 98(2):145–153

8. Balboni GC, Bastianini A, Brizzi E et al (1991) Anatomia Umana. Third Edition. Edi Ermes, Vol. 2, pp 397–408

9. McLaughlin PW, Troyer S, Berri S et al (2005) Functional anatomy of the prostate: implications for treatment planning. Int J Radiat Oncol Biol Phys 63(2):479–491

10. Cheung MR, Tucker SL, Dong L et al (2007) Investigation of bladder dose and volume factors influencing late urinary toxicity after external beam radiotherapy for prostate cancer Int J Radiat Oncol Biol Phys 67(4)1059–1065

11. Harsolia A, Vargas C, Yan D (2007) Predictors for chronic urinary toxicity after the treatment of prostate cancer with adaptive three-dimensional conformal radiotherapy: dose–volume analysis of phase II dose escalation study. Int J Radiat Oncol Biol Phys 69(4):1100–1109

12. Pointreau Y, Atean I, Durdux C (2010) Normal tissue tolerance to external beam radiation therapy: bladder. Cancer Radiothér 14(4–5):363–368

13. de Crevoisier R, Fiorino C, Dubray B (2010) Dosimetric factors predictive of late toxicity in prostate cancer radiotherapy. Cancer Radiothér 14:460–468

14. Balboni GC, Bastianini A, Brizzi E et al (1991) Anatomia Umana. Third Edition. Edi Ermes, Vol. 2, pp 460–469

15. van der Wielena GJ, Mulhallb JP, Incrocci L (2007) Erectile dysfunction after radiotherapy for prostate cancer and radiation dose to the penile structures: a critical review Radiother Oncol 84:107–113

16. Mc. Laughlin PW, Troyer S, Berri S et al (2005) Functional anatomy of the prostate: implication for treatment planning. Int J Radiat Oncol Biol Phys 63:479–491.

17. Burnett AL, Tillman SL, Chank TSK et al (1993) Immunohistochemical localisation of nitric oxide synthetase in the autonomic innervation of human penis. J Urol 150:73–76

18. Seftel AD, Resnick MI, Boswell MV (1994) Dorsal nerve block for management of intraoperative penile erection. I Urol 151:394–395

19. Incrocci L (2005) Radiation therapy for prostate cancer and erectile (dys)function: the role of imaging . Acta Oncologica 44:673–678

20. Goldstein I, Feldman MI, Deckers PJ et al (1984) Radiation-associated impotence. JAMA 251:903–910.

21. Mittal B (1985) A study of penile circulation before and after radiation in patients with prostate cancer and its effect on impotence. Int J Radiat Oncol Biol Phys 11:1121–1125

22. Zelefsky MJ, Eid JF (1998) Elucidating the etiology of erectile dysfunction after definitive therapy for prostatic cancer. Int J Radiat Oncol Biol Phys 40:129–133

23. Mc Laughlin PW, Narayana V, Meirovitz A et al (2004) Vessel-sparing prostate radiotherapy: dose limitation to critical erectile vascular structure (internal pudenda artery and corpus cavernosum) defined by MRI. Int J Radiat Oncol Biol Phys 61:20–31

24. Lepor H, Gregerman M, Crosby R et al (1985) Precise localization of the autonomic nerves from the pelvic plexus to the corpora cavernosa: a detailed anatomical study of the adult male pelvis. J Urol 133:207–212

25. van der Wielena GJ, Mulhallb JP, Incrocci L (2007) Erectile dysfunction after radiotherapy for prostate cancer and radiation dose to the penile structures: A critical review. Radiother Oncol 84:107–113

26. Dean RC, Lue TF (2005) Physiology of penile erection and pathophysiology of erectile dysfunction. Urol Clin North Am 32:379–395

27. Roach M 3rd, Nam J, Gagliardi G et al (2010) Radiation dose-volume effects and the penile bulb. 76(3 Suppl):S130–S134

28. van der Wielen GJ, van Putten WLJ, Incrocci L (2007) Sexual function after three-dimensional conformal radiotherapy for prostate cancer: results from a dose-escalation trial. Int J Radiat Oncol Biol Phys 68:479–484

29. Balboni GC, Bastianini A, Brizzi E et al (1991) Anatomia Umana. Third Edition. Edi Ermes, Vol. 2, pp 544–551

30. Smeenk RJ, Hoffmann AL, Hopman WP et al (2011) Dose-effect relationships for individual pelvic floor muscles and anorectal complaints after prostate radiotherapy. Int J Radiat Oncol Biol Phys 83(2):636–644

31. Cooper ZR, Rose S (2000) Fecal incontinence: a clinical approach. Mt Sinai J Med 67:96–105

32. Fernández-Fraga X, Azpiroz F, Malagelada JR (2002) Significance of pelvic floor muscles in anal incontinence. Gastroenterology 123:1441–1450

33. Hazewinkel MH, Sprangers MA, van der Velden J Et al (2010) Long-term cervical cancer survivors suffer from pelvic floor symptoms: a cross-sectional matched cohort study. Gynecol Oncol 117:281–286

34. Plotti F, Calcagno M, Sansone M et al (2010) Long-term cervical cancer survivors suffer from pelvic floor symptoms. Gynecol Oncol 119(2):399; author reply 399–400

35. Balboni GC, Bastianini A, Brizzi E et al (1991) Anatomia Umana. Third Edition. Edi Ermes, Vol. 1, pp 279–284

36. Howland WJ, Loeffler RK, Starchman DE, Johnson RG (1975) Postirradiation atrophic changes of bone and related complications. Radiology 117:677–685
37. Balboni GC, Bastianini A, Brizzi E et al (1991) Anatomia Umana. Third Edition. Edi Ermes, Vol. 2, pp 478–501
38. Lushbaugh CC, Casarett GW (1976) The effects of gonadal irradiation in clinical radiation therapy: a review. Cancer 37:1111–1125
39. Hamre MR, Robison LL, Nesbit ME et al (1987) Effects of radiation on ovarian function in long-term survivors of childhood acute lymphoblastic leukemia: a report from the Childrens Cancer Study Group. J Clin Oncol 5:1759–1765
40. Clayton PE, Shalet SM, Price DA et al (1989) Ovarian function following chemotherapy for childhood brain tumours. Med Pediatr Oncol 17:92–96
41. Grigsby PW, Russell A, Bruner D et al (1995) Late injury of cancer therapy on the female reproductive tract. Int J Radiat Oncol Biol Phys 31:1281–1299
42. Meirow D, Nugent D (2001) The effects of radiotherapy and chemotherapy on female reproduction. Hum Reprod Update 7(6):535–543.
43. Lo Presti A, Ruvolo G, Gancitano RA, Cittadini E (2004) Ovarian function following radiation and chemotherapy for cancer. Eur J Obstet Gynecol Reprod Biol 113(Suppl 1):S33–40
44. Levin TL, Han B, Little BP (2007) Congenital anomalies of the male urethra. Pediatric Radiology 37:851-862
45. Hasler W, Boland CR, Feldman M (2002) Gastroenterology and Hepatology. Volume 2. Current Medicine US
46. Rosenblum JL, Burnett AL (2013) Microsurgical Penile Revascularization, Replantation, and Reconstruction In: Sandlow JI (ed) Microsurgery for Fertility Specialists. Springer, pp 179-221
47. Bardo Dianna ME, Black M, Schenk K, Zaritzky M (2009) Location of the ovaries in girls from newborn to 18 years of age: reconsidering ovarian shielding. Pediatric Radiology 39:253-259

第 **2** 部分

放射治疗中正常器官勾画及建模

第 6 章
放疗中危及器官剂量限制：建模及器官勾画的重要性

6.1 引言

放射治疗时，应尽可能杀灭肿瘤干细胞（具有无限增殖能力的恶性克隆源性细胞），同时控制治疗相关副反应的发生。肿瘤照射剂量受制于其周围毗邻的正常组织或危及器官（organ at risk，OAR）。近年来，三维治疗计划的计算方法和技术发展迅速，基于影像学及影像引导下的精确放疗如调强放疗（IMRT）、影像引导放疗（IGRT）、自适应放疗（ART）等大量应用于临床，使高剂量照射不同部位肿瘤成为可能。同时，大家也更多地关注如何定量评价正常组织反应这一问题。正常组织并发症通常发生在患者预期寿命足够长的情况下，因此放疗后需要对患者随访一定时间，才能充分评估放疗对危及器官的影响。

影像学及放疗技术的进步，使得我们可以更加精准地勾画肿瘤靶区和危及器官，并通过剂量体积直方图（dose-volume histogram，DVH）定量评估一定体积正常组织的放射耐受剂量。敏感器官结构的勾画非常重要，在制订治疗计划时，如果技术上可行，

应给予它们更高的优先权，以避免过量照射后发生并发症。当然，除非特定情况，否则在减少危及器官损伤的同时，应保证肿瘤计划靶区（planning target volume，PTV）充分的剂量覆盖。此外，并发症的风险评估除单次DVH结果外，应结合实际等剂量分布图进行多方面分析，以得到更加准确的信息。有效、自动化分割法的开发解决了过去人工手动分割的繁琐工作，这些图像信息有助于记录放射治疗中的剂量-容积变化活动。基于模型图像分割方法的发展，与结构化描述及解剖学的发展保持一致[1]。正如下文中临床正常组织放射效应定量分析（quantitative analysis of normal tissue radiation effects in the clinic，QUANTEC）著作中所述[2]，大家已经关注到界定正常组织器官体积的困难性和重要性，体积正确定义后，才能得到更有意义且可信的剂量体积参数及OAR照射限量。

正常器官可理解为串联或并联结构，影响放疗并发症的发生。并联结构样器官，其功能亚结构相对独立，在器官一定体积受损时并发症方出现。与此相反，串联结构样器官，很小体积受损时就会导致并发症出现[2]。

Marks 等指出[2]，应用剂量体积数据模型时应格外谨慎，尤其临床剂量体积参数超出建立该模型的数据范围时。一般而言，模型基于 DVH 设计，但 DVH 并不是三维照射剂量分布的最佳表达方式。DVH 不能展示所有器官的特异空间剂量分布信息(假设器官所有区域功能上同等重要)，而且也未考虑到分次照射模式。DVH 基于单次 CT 扫描图像，没有考虑到治疗过程中器官解剖与功能的变化，因此不同研究机构及研究人员在图像分割、剂量计算及患者群体等方面存在差异。此外，优先射线束的设计也会限制模型的输出性和可比性。将预测模型应用于临床前，需要谨慎评估其预测作用是否与临床治疗计划及经验相符合。

放射效应取决于照射剂量、分割模式及受照体积。QUANTEC 报告中，虽然根据线性二次方程(linear quadratic equation，LQE)对分次因素进行了修正，但仍存在局限性，分割次数低于 5 次时，此时 LQE 可信度受到质疑[2]。

细胞毒药物或者靶向药物(如西昔妥单抗等)与放疗联合应用时，具放疗增敏作用，但目前量化增效作用的研究数据却寥寥无几。药物类别、剂量及用法都应纳入考虑[2]。

6.2　历史概述

电离辐射生物效应分为直接作用(射线能量沉积于重要生物分子，如 DNA)和间接作用(阳离子，H_2O^+，自由电子，经过系列反应产生自由基，然后再作用于 DNA 分子)。这些相互作用会导致 DNA 单、双链或碱基损伤。细胞损伤后，可出现致死性、亚致死性或潜在致死性损伤及突变[3]。正常组织细胞对电离辐射的反应，取决于多种复杂因素的相互作用，包括细胞固有放射敏感性，细胞动力学，血供和周围的微环境，以及器官结构等。危及器官属于"串联"或"并联"样结构，决定了其损伤类型及对辐射的耐受程度。

基于以往的经验观察，为减少正常组织损伤，放射肿瘤学前辈 Coutard、Regaud、Paterson[4-6]等学者设计了分次治疗模式。Strandqvist[7]在皮肤癌中，提出时间–剂量关系概念及肿瘤控制的可能性。为表达不同放疗分割模式下正常组织和肿瘤照射剂量的生物等效性，Ellis[8,9]提出了名义标准剂量模型，Cohen 和 Kerrick[10]提出肿瘤剂量因子。表中列出各正常组织一定体积受到射线照射时的耐受剂量。运用 LQE 可以更好地理解肿瘤治疗和正常组织辐射效应中的分割模式及剂量方案[11,12]。Fowler 等[13]和 Liu 等[14]详细论述了 LQE 在大分割立体定向放疗中的应用。Niemierko[15]提出了生物等效均匀剂量(EUD)计算公式，该数学概念规定，两种不同的照射剂量分布如产生相同的辐射生物效应，则其在放射生物学效应上是等效的。EUD 用以比较不同技术优化的治疗计划，或在逆向治疗计划系统里作为数学优化参数。

Emami 等[16]对文献数据进行汇编，将正常组织结构指定体积的辐射耐受剂量(1/3，2/3，整个结构)进行量化。文献中也常用肿瘤控制率及正常组织并发症概率(normal tissue complication probability，NTCP)表述放射生物效应原理。Burman 等[17]将 Lyman 模型[18]和 Emami 剂量体积数据进行整合，使 Emami 数据用以描述任意体积组织器官受到均匀照射时的生物效应。此外，Kutcher 等[19]提出 DVH 简化算法，减少任意不均匀剂量分布出现在组织器官的部分高剂量区内，使 Emami 剂量限制结果可外推至任意剂量分布。

Trotti 等[20]发表了一篇相关治疗后副反应(adverse effects，AE)分级文献，该文献后来被美国国家肿瘤研究所第三版通用毒性反应标准（common toxicity criteria，CTC）采纳。为了与毒性区分并表述因果关系，更名为通用不良反应术语标准 3.0 版本（common terminology criteria for adverse events version 3.0，CTCAE v3.0），与包含所有治疗手段的常用词典不完全相符。CTCAE v3.0 包含了 35 个特定解剖部位（如瘘管-直肠，食管，气管，等）约 570 种 AE 标准及其他一些亚分类标准，总计 900 个特定解剖部位的急、慢性副反应分级 AE 标准。Marks 等人[2]作为国际放射肿瘤生物学、物理学杂志编辑，专注于 QUANTEC 相关研究并更新了近期相关文献，将目前该研究领域中有关定量的 3D 剂量体积参数进行了整合。

建立模型时注意优化数据的统计分析方法，严格评估模型的有效性[21]。与临床数据匹配的典型 NTCP 模型，其拟合优度的统计效能往往较低。比较数据模型的拟合效果常用 Log 似然比检验，研究显示，对于指定数据集，竞争模型容易产生相似的 Log 似然比值。对于嵌套巢式设计模型（例如，引入一个额外的影响因素参数，模型发生改变）而言，Log 似然比值差异是似然比检验的基础，而似然比检验是加入额外影响参数后最有效的统计检验方法[21]。

外部效力将检验一个模型是否能很好地解释独立数据集的变化，尤其当研究数据来自于另一研究机构时。在某种意义上，与分析事件数量相比，多参数 NTCP 模型包括了较多相关参数，因此经常会出现拟合过度，出现强相关性参数。此类参数虽然可以很好通过内部效力检验，但外部效力检验信度却非常差。不同研究机构在副反应评分、患者统计、共存病负担及治疗特征上均存在差异，这都会降低模型用在另一独立数据集时的预测效能[23]。关于 NTCP 模型外部效力检验的研究相对较少[37]。事实上，剂量体积限制或 NTCP 模型应用于临床实践时，从循证医学角度来说，本身并不能证明可提高肿瘤治疗率。最后，NTCP 模型有效性要用随机对照研究来证实[21]。正如 Deasy 等和 Andrew 等指出的那样[22]，目前迫切需要放射肿瘤学机构就常用术语、方法、模型参数定义及统计检验达成共识，并合作建立数据集以便于研究者分析使用。通过将出版的数据集进行综合分析，我们才能找到真正可用于临床、有效可信的模型[22]。

6.3　线性二次模型的临床应用

本部分从 Halperin 等编著中选取[24]。通常情况下，我们用基于剂量-存活模型的公式评估不同照射剂量及分次照射的生物等效性。此假设基于 LQ 生存存活曲线，用下式表示：

$$Log_eS=\alpha D+\beta D^2$$

其中 α 代表细胞杀伤的线性部分（即一次方的，不可修复的，非剂量依赖性的），β 代表细胞杀伤的曲线部分（即平方的，可修复的，剂量依赖性的）。α/β 值代表细胞杀伤曲线的线性和平方项两部分相等。表 6.1[25]列出了 α/β 比值的例子。

通常肿瘤与急性反应组织具较高的 α/β 值（8~15Gy），而晚反应组织的 α/β 值相对较低（1~5Gy）。α 和 β 的值可以从总剂量（total dose，TD）倒数（Gy-1）及分次剂量的绘图中获得，得到一条直线。直线与 0 分次剂量轴线的截距，与 α 成正比，等于 $\alpha/\ln S$，其中 S 为生存率的自然对数。而直线的斜率，与 β 成正比，等于 $\beta/\ln S$。下面列出从分次 TD 的倒数图导出该直线的代数功能：肿瘤细胞在 n 次照射后存活，单次剂量为 d，

$$-\ln S=n(\alpha d+\beta d)^2$$
$$=\alpha nd+\beta nd^2$$
$$=nd(\alpha+\beta d)$$

两侧同除以 TD nd：

表 6.1 α/β 值

早反应组织	α/β(Gy)	晚反应组织	α/β(Gy)
皮肤(脱皮)	9.4~21	脑(LD50)	2.1
色素细胞(脱色)	6.5	脊髓	2
唇黏膜(脱皮)	7.9	肺(肺炎)	1.6~4.5
舌黏膜(溃疡)	11.6	肺(纤维化)	2.3
空肠黏膜(克隆)	7~13	心脏(衰竭)	3.7
结肠黏膜	7~8.5	肝(克隆)	2.5
脾	8.9	乳腺(纤维化)	4~5
骨髓	9	肠(狭窄,穿孔)	3.5~5
肿瘤		直肠	5
乳腺癌	3.5~4.6	膀胱(纤维化,萎缩)	5.8
上皮(头颈部)	8~10	骨-软骨	2~4
前列腺	1.5~3	眼(白内障)	1.2

表中数值集合了多篇发表论文结果。从 McBride 和 Withers[25]研究文献中修改。LD50(lethal dose, 50%),半数致死剂量。

$$-\ln S/nd = \alpha + \beta d$$

Withers 等[26]提出一种利用存活曲线参数的方法,当分次剂量改变时,用 α/β 比计算 TD 如何变化,才能保证组织生物效应等同。该算法仅考虑细胞损伤的修复部分。不同组织的效应曲线存在差异。生存等效剂量(biologically equivalent dose,BED)可用下面公式得到:

$$BED = \ln S/\alpha$$

$$BED = nd[1 + d(\alpha/\beta)]$$

比较两种治疗方案,则用公式:

$$Dr/Dx = (\alpha/\beta + dx)/(\alpha/\beta + dr)$$

其中 Dr 为已知的 TD(参考总剂量),Dx 为新的 TD(改变分割模式后的总剂量),dr 为已知的分次剂量(参考值),dx 为新的分次剂量。来看一个例子,假定原以 50Gy/25f 给予照射,后因皮下组织(晚反应组织)具限制性参数 r,当使用单次 4Gy 照射时,TD 给予多少合适。假定晚期纤维化的 α/β 值与单次 2Gy 时等同,用上面公式计算:

$$Dx = Dr(\alpha/\beta + dr)/(\alpha/\beta + dx)$$

代入:

$$Dx = 50Gy\ (5+2)/\ (5+4) = 50(7/9) = 39Gy$$

基本 LQ 公式提出均匀细胞群体失活。应当注意,完全接受基本 LQ 公式是不准确的。分次放疗中,肿瘤会出现加速再增殖、周期再分布及再氧合,应当考虑到这些因素对公式的影响。在 t 时刻,克隆源性细胞数目(N)与初始克隆源性细胞数目(No)相关,因此广义近似上再群体化也应算在内。于是得到:

$$N = No\,e^{\lambda t}$$

参数 λ 决定细胞再增殖速度,由下式得出:

$$\lambda = \log e^2/Tpot = 0.693/Tpot$$

Tpot 指肿瘤中细胞有效倍增时间。如果忽略自发性细胞丢失,那么 Tpot 约等同于测量出的体外培养肿瘤细胞的倍增时间。据报道,Tpot 中位值约为 5 天(2~25 天)。对于晚反应组织,由于 Tpot 值太大,因此 λ 值近乎为零。将肿瘤增殖考虑在内,以 t 代表时间,则 LQ 方程式变为:

$$E=nd(1+d/\alpha/\beta)=0.693t/\alpha Tpot$$

假设急性反应组织与肿瘤 α/β 值相当，均为 10，而 α 值等于 0.3，Tpot 值为 5。以单次 2Gy 分割方式，每周 5 次，46 天内共给予 70Gy，其 BED 值为：

$$BED=70(1+0.2)= 84Gy_{10}$$

治疗过程中，把肿瘤再群体因素考虑在内：

$$E/\alpha=70(1+2/1)-(0.693/0.3)\times46/5$$
$$BED=84-21=63Gy_{10}$$

照射后存活细胞再群体化，一定程度上会影响射线对克隆源性细胞的杀伤作用。在 LQ 公式中，细胞周期再分布和再氧合可被调节，也称再敏化。照射一定剂量的即刻，细胞群体中平均放射敏感性下降，然后逐渐恢复到较敏感的水平。与肿瘤增殖相反，当治疗时间延长，肿瘤再敏化随之增加。对于 LQ 公式，合并公式中数值的临床重要性及与再敏化意义的研究目前均较少。LQ 模型可用来建立临床放疗中基于生物学的剂量分布运算[27]。

6.4 危及器官放疗耐受剂量的临床数据

6.4.1 脑

Emami 等[16]发现照射剂量≤50Gy 时（除外单次大分割），脑部很少发生放射性损伤。常规分割总剂量为 72Gy 和 90Gy 时，对于单次<2.5Gy 的分次照射来说，其中位 BED+分别为 120Gy 和 150Gy，放射性脑坏死预测发生比例为 5% 和 10%。全脑照射≥18Gy，儿童易发生认知障碍。对于每天两次超分割治疗，当 BED>80Gy 时，脑毒性发生比例大大增加。

对于单次≥2.5Gy 大分割治疗，严重毒性反应（4%~15%）发生率很难预测。单次立体定向放疗研究发现，靶区体积与副反应发生有明确相关性。放射性脑坏死和无症状脑放射性改变的发生，与接受≥12Gy 照射的脑体积有关，接受 12Gy 以上照射的脑体积大于 5~10cm³ 时，毒性风险明显增加。肿瘤放射治疗协作组（radiation therapy oncology group，RTOG）对既往接受全脑放疗的患者开展了一项剂量递增研究，结果显示，靶区直径为 31~40mm、21~30mm 和<20mm 时，最高耐受剂量分别为 15Gy、18Gy 及>24Gy[28]。脑功能区域（脑干，脑胼胝体）剂量限制更加严格。不同研究中心报道的毒性风险数据存在较大差异，限制了其预测作用[29]。

脑转移瘤放疗总剂量 35~40Gy，单次照射 3~6Gy 与 2~2.5Gy 相比，会导致较严重认知记忆受损[30]。

6.4.2 下丘脑，垂体

下丘脑-垂体轴具有复杂的内分泌调节功能，对中-高剂量照射（30~50Gy）敏感，敏感程度取决于患者年龄及分次剂量。

据报道，约 20% 垂体瘤患者在治疗后 5 年出现下丘脑功能障碍，治疗后 20 年则上升到 50%~80%[31]。另一项研究纳入 312 例垂体受照的头颈部肿瘤患者，中位随访 5.6 年，其中 44 例（14%）出现临床垂体功能减退症状；68 例无症状患者，33.8% 存在亚临床性功能不全[32]。在一项纳入 76 例接受手术和放疗的鼻、鼻旁窦肿瘤患者的研究中，Snyers 等[33]发现，24% 存在下丘脑-垂体-肾上腺（hypothalamic pituitary adrenal，HPA）失能（下丘脑平均照射剂量 51.6~56Gy），57% 出现亚临床性功能不良（平均照射剂量：下丘脑 40Gy，垂体 62Gy）。

行大分割立体定向放疗（20~40Gy/1~4次），5 年时患者发生垂体功能减退的概率平均为 6%~52%[30]。另一项研究显示，130 例接受 γ 刀治疗的垂体腺瘤患者（平均剂量 15~

25Gy），垂体腺 15.7Gy 及垂体柄 7.3Gy 的照射剂量可有效预测垂体功能障碍[34]。

6.4.3 脑干

Emami 等人的并发症研究结果提示[16]，5 年发生 5% 并发症的脑干照射剂量分别为 60Gy（1/3 体积），53Gy（2/3 体积）和 50Gy（整个脑干），当照射剂量≥65Gy 时，50% 出现治疗不良反应。最近文献报道，常规 2Gy 分割剂量的光子照射模式下，尽管鼻咽癌患者根治性放疗中有部分脑干受到 60Gy 照射，脑干损伤阈值仍推荐为 55Gy[35]。大分割立体定向放疗中，单次 16Gy 照射是发生晚期颅神经病变的重要因素，与脑干损伤风险也相关[36]。

6.4.4 视神经和视交叉

放射性视神经病变(radiation-induced optic neuropathy，RION) 在照射剂量 >50Gy 时出现，并与分割方式有关。Parsons 等研究发现[38]，单次分割剂量为 1.65Gy 和 1.80Gy，总量为 60Gy 和 73Gy 时，视神经病变发生率为 8%，但分割剂量 >1.95Gy 时，则上升到 41%。Van den Berg 等发表了一篇肢端肥大症放疗研究综述[39]，分割剂量 >2Gy 时，75% 患者出现视神经病变。Hammer 等[40]报道，放疗总剂量 42.5Gy/单次 2~2.8Gy 时，87 例垂体瘤患者中 4 人（4.6%）出现视交叉损伤。

研究报道，质子放疗 RION 发生率较低，其阈值为 55~60CGE（cobalt gray equivalent，CGE），与光子治疗相当[41]。有研究提示，视神经 SBRT 治疗，单次可耐受 8Gy 照射剂量。Tishler 等发现[42]，视神经受到 >8Gy 照射，24% 患者出现视神经损伤，而在低于此剂量时无损伤发生。此外，也有研究显示照射剂量升高到 10Gy，无视神经病变出现[43]。

6.4.5 脊髓

颈椎可耐受 50Gy 的照射剂量[44]，长度<

10cm 的胸部脊髓，分次剂量为 1.8~2Gy 时（BED 100Gy^2），通常能耐受 45~47Gy [45-46]。35%~50% 的患者出现脊髓病变与高剂量照射有关。

脊髓放射性损伤发生与分割方式有很大关系。每天 2Gy 常规分割模式下，全部脊髓包括在内，总量达 50Gy、60Gy、69Gy 时脊髓病变发生率分别为 0.2%、6% 和 50%[47]。

体部立体定向放疗 (stereotactic body RT，SBRT) 的发展，对危及器官的照射耐受剂量产生了新的挑战。Sahgal 等对 5 例患者进行了小样本研究[46]，结果显示单次脊髓照射剂量不应超过 10Gy。Daly 等[48]研究了 17 例接受 SBRT（中位单次照射剂量 20Gy）的血管母细胞瘤患者，仅一例发生了脊髓病变（4%）。他们认为常规放射生物模型中评估脊髓 NTCP 的方法不适用于 SBRT，未来有必要对此进一步深入研究。

6.4.6 臂丛神经

关于臂丛神经损伤的研究报道较少；通常此类损伤多见于接受单次 >3Gy 照射的乳腺癌患者。据 Peter MacCallum 肿瘤研究中心（澳大利亚，墨尔本，VIC）报道，在接受了 63Gy/12f 或者 57.75Gy/11f（单次 5.25Gy）治疗时，臂丛神经照射剂量分别为 55Gy 或 51Gy，最长随访 30 个月，神经系统症状发生风险为 73% 和 15%[49]。与此相反，在 50Gy/2Gy 照射时，臂丛神经病变发生率≤1%。

同步合并化疗增加臂丛神经病变发生风险。Pierce 等[49]报道，单独放疗（≤50Gy）臂丛神经病变发生率为 0.4%（3/724），而放疗与化疗合并使用时则上升到 3.4%（10/267）。腋窝照射剂量 >50Gy 时，臂丛神经病变发生率分别为 3%（2/63）和 8%（5/63）。95 例接受 60~70Gy 照射的头颈部肿瘤患者，31 例合并同期化疗，随访<1 年，臂丛神经病变发生率为 16%（6/38）[51]。有研究显示，36 例接受

SBRT(30~72Gy/3~4f)的肺尖癌患者[52]，7 例(19%)发生臂丛神经病变。

6.4.7 眼

晶状体对射线照射非常敏感，单次 10Gy 照射或分次照射总剂量达 16~20Gy，50%患者会出现白内障。Henk 等[53]报道，接受 30Gy/20f 放疗后，74%患者出现晶状体浑浊。

6.4.8 视网膜

Grave 眼病患者行常规 2Gy/次的放射治疗，311 例总剂量为 20~30Gy，59 例为 25~40Gy，均未观察到放射性视网膜损伤，但放疗剂量<20Gy 时，就可出现放射性视网膜病变[43]。Parsons 等人[38]发现，照射剂量>45Gy 时出现视网膜损伤。总剂量或分次剂量增加时，5 年时 50%损伤效应曲线陡然上升。Monroe 等[54]研究结果显示，照射总剂量>50Gy，每天两次的超分割治疗与常规治疗相比，可减少视网膜病变的发生率(13%与37%)。

6.4.9 耳

内耳受到>60Gy 剂量照射，可出现感觉神经性听力损失 (sensorineural hearing loss, SNHL)。Bhandare 等[55]报道，放疗剂量 60.5Gy 时，37%患者发生临床听力丧失，而低于此剂量的患者仅有 3%出现。Chan 等[56]对鼻咽癌患者的研究发现，发生高频 SNHL 放化疗联合组为 55%，单独放疗组仅为 33.3%(p=0.02)，而低频 SNHL 发生率，联合治疗组为 7.9%，单独放疗组为 16.7%(p=0.17)。有研究报道，大分割立体定向放疗总剂量<16Gy，听力保留较好[57]。

6.4.10 腮腺与其他涎腺

分次照射时，剂量>25Gy 出现口干症，两年内患者功能恢复程度，取决于照射剂量[93]。Blanco 等[58]研究发现，患者双侧腮腺受照平均剂量>25Gy，其腮腺功能较差。当一侧或双侧腮腺受照剂量<25Gy，腮腺容积功能通常超过 25%。根据 Meirovitz 等[59]研究结果，24 个月后腮腺功能完全恢复，则对侧腮腺接受>40Gy 照射剂量的体积应<33%。

与常规普通放疗或三维适形放疗(3D conformal radiotherapy，3D-CRT)相比，调强放疗 (intensity modulated radiation therapy，IMRT) 技术可更好地保护腮腺功能[60-61]。3D-CRT 治疗中腮腺受到<40.6Gy 照射，使用阿米福司汀会减少腮腺分泌[62]。

有研究报道，腮腺或 II 区淋巴结转移受累时，保护邻近涎腺会出现该区治疗失败，这并非一个好的治疗选择[63]。

颌下腺提供 25%~30%的涎腺腺体分泌。Wang 等[64]对 52 例头颈部肿瘤的研究发现，IMRT 后 2 个月和 6 个月，对侧颌下腺(contralateral submaxillary gland，cSMG)保护组与未保护 cSMG 组比较，口干症的发生明显低于后组，但在放疗后 12 个月和 18 个月，此差异性不明显。

6.4.11 下颌骨与下颌关节

口腔卫生、下颌骨受照体积、照射总剂量及分次剂量，在下颌骨坏死发生中起重要作用。Cooper 等[65]发现，放疗剂量<65Gy 时，无下颌骨坏死出现，而在剂量>75Gy 下颌骨发生率为 80%，有牙齿与无牙齿相比，骨坏死更多发生。

头颈部肿瘤放疗剂量 70Gy，5%~38%患者会出现治疗后张口困难，对生活质量产生不同程度的影响[66,67]。

6.4.12 喉

常规 2Gy 分割治疗，照射剂量>70Gy 可出现喉损伤(软骨坏死)；在通常治疗剂量时其发生率<1%。

Cox 等[68]对 2 级喉水肿（RTOG 毒性标准）发生率进行了评价。常规分割模式下，照射剂量>50Gy 时，每增加 1%喉受照体积，2 级及以上喉水肿发生率上升 3%。Sanguineti 等报道[69]，喉平均剂量或≥50Gy 喉体积比例及颈淋巴结分期是喉水肿发生的独立预测因子。研究者建议，应尽可能减少喉平均剂量或≥50Gy 喉体积比例，最好将两者分别控制在<43.5Gy 或<27%，尽量减少喉头水肿发生。

Bae 等[70]开展了一项 127 例咽喉恶性肿瘤的随机研究，患者（两例除外）接受常规 2Gy 分割总量 62~80Gy 的普通放疗（中位值 70Gy），其中 46%患者接受同期联合化疗。结果 28 例（21%）发生 1 级喉水肿，56 例（44%）发生 2~4 级喉水肿；声门上、声门下及进展期(T2-4)患者更易出现 3~4 级喉水肿。

根据目前模型提示，此类结构 50% NTCP 出现在平均剂量 60Gy。模型缺陷包括治疗变异，其中最重要的包括同步化疗、肿瘤部位差异及治疗前吞咽困难[71]。

6.4.13 咽缩肌

对所有接受放射治疗，特别是联合同步化疗的头颈部肿瘤患者，都会出现不同程度的吞咽困难，其中>50%表现为吸入异常。Eisbruch 等和 Feng 等及 Teguh 等[72-74]研究均指出，此种后遗症出现与咽缩肌照射剂量>40Gy 有关。Caglar 等[75]报道，当>50Gy 喉受照体积<21%或咽缩肌受照体积<51%时，未见吸入性肺炎或狭窄发生。Caudell 等[76]发现，>60Gy 的咽缩肌体积≥12%时，经皮胃造口术管的使用增加，而>65Gy 的上咽缩肌>33%或中咽缩肌>75%时，喉食管狭窄扩张发生率增加。

6.4.14 甲状腺

甲状腺功能减退的发生，因肿瘤分期、手术类型、腺体受照剂量、同期化疗及化疗前甲状腺炎的不同而各异。头颈部肿瘤放疗的患者，照射剂量>45Gy，约 30%出现甲状腺功能减退，特别在合并同期化疗的患者中[77-78]。Bhandare 等[79]研究提示，甲状腺照射剂量>45Gy，5 年发生甲状腺功能减退的比例从 60%上升到 76%。

应用 IMRT 时，应尽可能减少甲状腺受照体积。

6.4.15 心脏

霍奇金淋巴瘤，乳腺恶性肿瘤及肺癌患者放疗后，心脏放射性损伤见于心包、心肌、瓣膜及动脉血管。照射剂量达 45Gy，心脏灌注功能就可出现异常。霍奇金淋巴瘤及左侧乳腺癌女性患者行放射治疗，特别是当内乳淋巴结包括在照射野内（剂量>40Gy）时，心包炎及心肌梗死发生率增加[80]。据 Wei 等[81]研究结果，心包炎发生风险与一些剂量参数相关，如平均心包剂量>26Gy，V_{30}>46%等。另有研究提示，心脏受照体积与分次照射剂量，均是影响心包炎出现的因素[82]。

接受保乳手术的患者，治疗后 10~11 年（中位值）心血管病（cardiovascular disease，CVD）发病率为 14.1%，缺血性心脏病为 7.3%，其他心脏疾病为 9.2%。与左侧乳腺癌相比，右侧乳腺癌 CVD 发病率为 11.6%，而前者为 16%。心脏最大径（maximum heart distance，MHD）>3cm（提示心脏受照体积较大）时，提示 CVD 发病风险较高，但 MHD 与 CVD 之间却没有发现相关性[83]。同步联合使用细胞毒药物，尤其是蒽环类时，会加重心脏毒性。

Feng 等[84]出版了一本基于 CT 影像数据

的心脏解剖图谱集，以提高放疗中乳腺癌患者心脏勾画精确性，减少邻近其他结构的照射剂量。

6.4.16 肺

放射性肺炎（radiation pneumonitis，RP）及纤维化是胸部放疗常见副反应。肺体积在呼吸运动中变化较大，在计算以 DVH 为基础的肺参数时会产生不确定性。大多数研究中，剂量信息基于自由呼吸时的 CT 图像产生。但在特定呼吸时相（吸气、呼气），CT 扫描获得的剂量参数会发生相应的改变。胸部扫描如何分割受到挑战。确定究竟多少支气管组成了"肺"，存在着很大的不确定性，肺的边界在不同的窗宽/位上也有区别。基于体积的相应参数，在不同研究者之间存在差异。我们应当审慎评估自动勾画工具的准确性，尤其在确定肺不张的部分，或不能忽略地从正常肺组织中遗漏位于软组织界面的肿瘤。制订放疗计划时，确定总肺体积通常应除外大体肿瘤靶区（gross target volume，GTV），而不是计划靶区（planning target volume，PTV）。这是由于各研究机构在界定 PTV 边界时存在差异，如减去 PTV，那么位于 PTV 中 GTV 外的正常肺组织将会被减去，从而减少大体肺体积，这可能会增加不同研究机构之间的差异[84]。治疗中 GTV 也有可能发生变化，正常组织解剖关系也会随之发生相应的变化。那么基于放疗前影像而制订的治疗计划，可能并不能准确反映正常肺组织受照的情况。

预测 RP 的 NTCP 模型最常用的是 lyman-kutcher-burman（LKB）模型，共包括 3 项参数[85]：位置参数，TD_{50}；斜率参数，m；体积参数，n [n=1 时该模型回复为平均肺剂量（mean lung dose，MLD）]。

在 Graham 等[86]发表的一篇经典论文中，描述了 V_{20}（接受 20Gy 剂量照射的肺体积）

在预测放射性肺炎发生的重要意义，在 $V_{20} \geq 40\%$ 时肺炎发生率明显增加。有研究提示[87]，肺下叶较上叶更易发生放射性肺炎。Bradley 等[88]根据 RTOG 93-11 研究方案数据，设计了 RP 的预测系统，发现其中最具预测价值的指标是 D15。

在另一项研究中，Kwa 等[89]对来自 3 个研究中心的 540 例肺癌、乳腺癌及淋巴瘤患者进行了 RP 相关因素的分析；通过线性二次方程（α/β：在研究中心 1 和 5 为 3.0Gy，研究中心 3 为 2.5Gy），将物理剂量分布转换成标化剂量（normalized TD，NTD）分布。NTD 定义为 TD 以常规单次 2Gy 给予，与实际治疗方案的生物学效应等同。肺体积由 CT 确定，除外 GTV。研究中心 5 的肺组，在 4~16Gy 时 RP 发生率为 3%（2/62），而研究中心 2、3、4 的发生率为 13%（19/144），前者较低且差异具统计学意义（p=0.04）。Barriger 等[90]对 167 例接受同期顺铂依托泊苷联合 3D 放疗（照射剂量 59.4Gy）的 III 期非小细胞肺癌患者进行了分析总结，发现唯一与 ≥ 2 级以上放射性 RP 相关的物理参数为 MLD>18Gy。

Recht 等[91]研究发现，接受部分乳腺加速放疗患者，肺照射体积增加时，198 例患者中有 4 例发生了放射性肺炎。因此他们建议，对侧肺的剂量限制为：$V_{20} \leq 3\%$，$V_{10} \leq 10\%$，$V_5 \leq 20\%$。

Marks 等人[85]指出，为减少 RP ≤ 20%，非小细胞肺癌行根治性放疗时，常规分割条件下应审慎地控制 $V_{20} \leq 30\% \sim 35\%$ 及 MLD ≤ 20~23Gy。对于肺切除术后或肺间皮瘤的患者[92]，应为 $V_5 < 60\%$，$V_{20} < 4\% \sim 10\%$，MLD<8Gy。气管照射剂量应控制 ≤ 80Gy，以避免发生支气管狭窄。

6.4.17 食管

照射剂量 >20Gy 时，出现放射性食管炎。多项研究证实 DVH 参数中，食管累积剂量>50Gy 与急性放射性食管炎发生明显相关，也有部分研究结果显示，低剂量（如 V_{30}）与食管炎的发生有很强的相关性，这可能与技术差异有关。RTOG 8311 研究中，给予每天两次的超分割放疗，当照射剂量从 60Gy 增加到 79.7Gy 时，3 级以上的急性放射性食管炎发生率为 4%~9%。食管狭窄在照射剂量为 50Gy 时为 1%，60Gy 时则为 5%；研究提示，食管受照长度与晚期毒性反应具相关性[94]。Maguire 等发现，患者食管接受 ≥50Gy 照射体积≥32% 时，晚期毒性反应增加。加速超分割放疗（60Gy/30f，2f/d）时，具表现症状急性食管炎的发生率增加至 20%~30%[95]。

放疗联合同步化疗，增加急、慢性食管并发症的发生率及严重程度。Bradley 等[96]报道，接受>55Gy 照射食管面积、≥60Gy 食管体积及同步化疗均与急性放射性食管炎发生相关。RTOG 0613 研究中，SBRT 治疗 I–II 期非小细胞肺癌，放疗总剂量 60Gy，分 3 次给予，对任何部位的食管，应将 27Gy（9Gy/f）剂量的受照体积限制在 45% 以内。

6.4.18 胸廓

照射剂量≤50Gy，肋骨坏死/骨折很少出现。照射剂量≤60Gy，肋骨坏死/骨折发生率为 3%~5%；照射剂量更高时发生概率更高。分次剂量增加，胸廓损伤风险增加；Overgaard 研究显示[97]，乳房切除术后行放疗（两次/周），照射总剂量 51.3Gy（22 次，单次 2.3Gy）与 46.4Gy（12 次，单次 3.9Gy）相比，胸廓骨折发生比例分别为 6% 和 19%。

近年 SBRT 治疗早期肺癌病例增加，大家开始关注 SBRT 肋骨耐受剂量的问题。Dunlap 等[98]报道，接受>30Gy 胸壁体积（阈值为 30cm³）可有效预测胸壁严重疼痛及肋骨骨折的发生。35cm³ 胸壁接受 30Gy 照射可出

现 30% 严重胸壁毒性反应[99]。Andolino 等[100]在 347 例肺恶性肿瘤及肝脏病变患者中进行的研究显示，50Gy 为胸壁肋骨最高剂量（Maximum dose，D_{max}）截点值，高于此剂量，任意级别疼痛和骨折发生率明显增加（$p=0.03$，$p=0.025$）。Mutter 等[101]研究显示，126 例患者接受总量 40~60Gy（3~5 次给予）照射，发生 2 级胸壁疼痛与 70cm³ 胸壁接受 30Gy 照射相关。

6.4.19 乳腺

纤维化是胸部放疗最常见并发症之一，尤其是局部补量区域。Mukesh 等[102]对目前文献进行分析总结，以确定乳腺放疗的剂量效应。欧洲肿瘤研究与治疗组织（european organization for research and treatment of cancer，EORTC）对乳腺补量与无补量治疗进行比较，5318 例早期乳腺癌患者，随机分为全乳腺放疗（whole-breast irradiation，WBI）组和局部 16Gy 补量组，局部补量采用电子线或铱 -192（剂量率 0.5Gy/h）植入。10 年中–重度乳房纤维化发生比例 WBI 组为 13.2%，而局部补量组为 28.1%（$p<0.0001$）[103]。研究中镜下肿瘤完整切除患者又被随机分为局部补量 10Gy 组（126 例）和补量 26Gy 组（125 例）。10 年中–重度乳房纤维化的累积发生比例分别为低量组 24%，高量组 54%。将瘤床周缘 1.5cm 完整切除组的局部补量体积，与肿瘤瘤床外扩 3cm 边界未完整切除组的补量体积进行比较，结果显示，同样局部补量 16Gy，乳腺照射体积的增加使得中–重度乳房纤维化发病风险加倍[104]。英国马斯登皇家医院与格洛斯特郡肿瘤中心研究显示[105]，1410 例早期乳腺癌患者随机分成 3 个 WBI 组：对照组，50Gy/25f/5w；实验 1 组，39Gy/13f/5w；实验 2 组，42.9Gy/13f/5w。明显可见乳腺肿瘤按 α/β 值 3.1 计算，与常规 2Gy 分割相比，生物等效剂量实验 1 组为

46.7Gy，实验 2 组为 53.8Gy。10 年中–重度乳腺纤维化的发生，实验 1 组 27%，实验 2 组 51%。

加速部分乳腺放射治疗（accelerated partial breast irradiation，APBI）后也会出现放疗副反应。Christie 研究组 708 例乳腺癌患者随机分为 APBI 组（40~42.5Gy/8f/10d，电子线）和 WBI 组（40Gy/15f/21d）。APBI 组发生显著乳腺纤维化（14% 和 5%）和毛细血管扩张（33% 和 12%）比例更高[106]。

6.4.20 胃

256 例睾丸癌患者接受 X 线放疗，胃部照射总量 45~50Gy 时，胃溃疡发生率为 6%，50~60Gy 时为 10%，而照射剂量 >60Gy 时，溃疡发生率达到 38%。照射剂量 <45Gy，未观察到胃损伤发生。以兆伏级放疗设备治疗，10%~15% 患者可观察到胃溃疡发生，有时会导致穿孔[108]。Goldstein 等[109]发现，转移性宫颈癌女性患者主动脉旁淋巴结照射 50Gy，治疗后 1~25 个月，8%（10/121）出现远端胃的影像学异常改变。病变表现为幽门部或幽门旁溃疡；但仅有 2 例需要手术治疗干预。此外，52 例睾丸癌患者主动脉旁淋巴结照射剂量 40~50Gy，有 1 例出现幽门部溃疡，3 个月后出现梗阻。

6.4.21 小肠

小肠晚期放疗反应包括纤维化、梗阻及穿孔，出现在放疗剂量 >50Gy（常规 2Gy 分割）时（发生率 3%）。瑞典乌普萨拉大学对直肠癌术前盆腔放疗（25.5Gy/5f）与术后分程放疗（60Gy/7~8 周，最后 10Gy 缩野照射）进行了研究对比，有部分患者未行放疗。最短随访 5 年，经手术或影像学诊断的小肠梗阻术前放疗组为 5%（14/255），术后放疗组为 11%（14/127），单独手术组为 6%（5/82）[110]。Kavanagh 等人[111]研究发现，全胃照射 45Gy

与晚反应（主要表现为胃溃疡，5%~7% 患者会出现）有关。SBRT 治疗（<30Gy/3f）时，胃受照 22.5Gy 的体积应尽可能地减少并小于 4%，或大约控制在 5cc 以内。

联合同步化疗会增加放疗小肠毒性反应。妇科肿瘤组的一项宫颈癌研究中，接受 45Gy 盆腔照射的患者，3~4 级胃肠道毒性发生率为 5%（9/186），而在放疗联合每周顺铂方案（40mg/m²）组中，则上升到 14%（26/183）[24]。

6.4.22 直肠

妇科肿瘤或前列腺癌患者放疗时，要注意限制 ≥60Gy 直肠受照体积。梅林克勒德学院放射科进行了一项大规模宫颈癌的回顾性研究，外照射（external-beam radiation therapy，EBRT）联合低剂量率（low-dose-rate，LDR）腔内放疗，放疗剂量 ≤75Gy，严重直肠反应发病率为 4%，照射剂量增加后，该比例上升到 9%[112]。对于局限期前列腺癌患者，<25% 的直肠体积照射剂量 ≤70Gy，直肠不良反应（直肠炎，溃疡）发生比例较低[113]。另一项研究结果提示，直肠 V_{65}<23% 时，出血发生率为 1%，但 V_{65} 上升到 28%，出血发生率为 10%[114]。3D-CRT 或 IMRT 治疗 101 例前列腺患者（平均剂量 70~74Gy），治疗后 1 年内行直肠镜检查，V_{60}、V_{70} 与直肠毛细血管扩张和出血的发生相关[115]。Valdagni 等[116]采用列线图分析了 718 例前列腺癌患者单次量 1.8~2Gy，总量 70~80Gy 照射治疗后的晚期副反应。他们发现 V_{75} Gy 照射能有效预测 3 级直肠出血，V_{70} Gy 则能有效预测 2~3 级大便失禁，而盆腔放疗前接受过腹部手术患者用 V_{70} Gy 预测 3 级直肠出血价值不大。

化学去势治疗与直肠照射毒副反应增加相关[117]。

Smeenk 等[118]用总剂量 67.5~70Gy 治疗 48 例局限期前列腺癌患者，将肛门外括约肌、肛门内括约肌、肛提肌和耻骨直肠肌勾画出，并分别计算每个部位受量，寻找其与大便失禁发生率的关系。根据剂量–效应曲线，作者建议给予肛门直肠部位如下平均剂量：肛门外括约肌 10 Gy，肛门内括约肌 30 Gy，肛提肌 40 Gy，以及耻骨直肠肌 50 Gy，以减少直肠急性反应。

一些研究中对直肠大分割立体定向照射（36~40 Gy/5 次）的晚期反应情况并未报道 [119]。

在一项欧洲的随机试验研究中（FFCD 9203），患者随机分为两组，均进行术前盆腔照射45Gy，一组静脉注射 5 FU/亚叶酸钙，另一组则不用，结果放疗加用 5 FU/亚叶酸钙组 3 级以上毒性明显增加，分别为14%与 2%，$P = 0.00\ 001$[107]。

6.4.23 肝脏

肝脏受照剂量超过 18Gy 时，肝功能异常即可发现。Austin-Seymour 等[120]认为整个肝脏受量大于 18Gy 和 1/3 肝脏受量达 30Gy 时即可发生肝炎；当受照肝脏体积小于其30%时，放射耐受剂量可达到 50Gy。Kutcher 和 Burman [121]在一组运用 3D-CRT 照射的患者中发现，发生放射肝炎患者的全肝平均受量为 37Gy。据报道在用大分割立体定向照射有限肝脏体积时，单次照射 19.7 Gy 肝炎的发病率是 7.8%，而 4 次 8.8Gy 的照射肝炎发病率为 6.6%[122]。

6.4.24 肾脏

在对儿童肾母细胞瘤和神经母细胞瘤以及成人睾丸肿瘤的放射治疗中，人们对肾脏的耐受剂量进行了研究。目前普遍认为，2/3 或以上的单肾受到大于 23Gy 照射时即可发生放射性肾炎[123]。Cassady[124]汇总了双侧全肾受照耐量数据，认为出现放射损伤的阈值剂量为 15Gy，全肾受量为 18Gy 时，5 年内发生放射性损伤的风险率为 5%，全肾 5 周内受量 28Gy 时，5 年内发生放射性损伤的风险率为 50%。一些文献指出，2/3 肾实质的TD5/5 为 30 Gy[125]。Cheng 等[126]发现全身照射中位剂量 12Gy，6 次，每日两次后有一个较平缓的剂量反应。肾脏受量 9.8Gy 时，其毒性反应风险率为 5%。额外使用肾毒性药物会使剂量–反应曲线变得更陡。

6.4.25 膀胱

对妇科肿瘤、前列腺癌或膀胱癌患者放射治疗时，膀胱的耐受剂量已基本明确，即部分膀胱照射可耐受 80Gy，全膀胱照射可耐受 50Gy。Marks 等[127]估计全膀胱单次2Gy，总量 50Gy 照射时，临床并发症的发生率为5%~10%，部分膀胱受到 60~65Gy 照射时同样也可发生类似毒性反应。在 RTOG 0415[140]研究中，前列腺癌患者膀胱的剂量体积限量为：剂量>80 Gy 的体积不超过 15%，剂量>75Gy 的体积不超过 25%，剂量>70 Gy 的体积不超过 35%，剂量>65 Gy 的体积不超过50%。尿道在外照射单次量 2Gy 时，其估计耐受量为 65~70Gy。在 67 名接受大分割立体定向放疗（36.25Gy/5 次）的患者中，2~3 级膀胱毒性反应发生率为 3%~5%[119]。

6.4.26 性功能

有人认为男性阴茎头部剂量> 52.5Gy 时会增加勃起功能障碍风险[128,129]。与之相反，van der Wielen 等[130]并没有发现前列腺癌患者放疗 2 年后阴茎头部或体部受量与勃起功能障碍的相关性。睾丸对电离辐射非常敏感，受照> 10Gy 的剂量即可出现少精或无精，能否恢复取决于受照总剂量 TD 和分割剂量。Anserini 等[131]报道，受到 9.9 或 13.2Gy 分割量的全身照射（并使用环磷酰胺），81/85（95%）的患者可产生无精子症。

卵巢对照射也非常敏感,其影响程度与患者受照时的年龄（即剩余的卵母细胞）密切相关。Wallace 等[132]用数学模型计算出不同年龄段诱发女性即发/永久性不育症的有效照射剂量为：出生时 20.3 Gy,10 岁时 18.4 Gy,20 岁时 16.5 Gy,30 岁时 14.3Gy；上述不同年龄段导致卵巢衰竭的剂量分别为 18.9Gy,16.9Gy,14.9Gy 和 12Gy。阴道受照反应由轻到重依次为黏膜萎缩至纤维化,坏死或瘘。阴道上部照射耐受性优于阴道下部,当外照射和高剂量率内照射相结合时,阴道上部受照剂量 > 140Gy 才导致坏死,而下部导致坏死剂量为 > 98 Gy [133,134]。Sorbe 和 Smeds[135]报道低剂量率近距离放疗时单次剂量增加会导致阴道缩短的发病率升高。传统低剂量率照射耐量达 150 Gy 时，理论上会出现 11% 和 4% 的 1、2 和 3 级后遗症。分割量 > 7Gy 的高剂量率近距离放疗治疗时发生损伤的概率高于小分割剂量放疗[136]。Au 和 Grigsby[137]计算发现高剂量率治疗时,从单次 25 Gy 到 6 次 57 Gy 外加 20Gy 外照射都可产生 3 级并发症,其发生率理论上为 3%~5%。

6.4.27 股骨头

当照射剂量小于 60Gy 时很少出现骨坏死。但股骨头和股骨颈的推荐剂量仍是小于50Gy[141]。临床正常组织受照反应定量分析(QUANTEC)报告[2]发表的各种重要器官剂

量限量见表 6.2。

6.5　立体定向、体部立体定向、大分割放疗耐受剂量限制

前面已经提到，目前在世界范围内，非常规的剂量分割治疗正越来越多地在临床实践中应用。其主要特点是治疗次数少,每次剂量大,从而得到高的生物等效剂量。为了尽量减少正常组织的毒性反应,关键要准确照射靶区同时避让相邻敏感结构。这一技术正用于脑部和肺部较小的原发肿瘤治疗,选择性的脑、肺、肝转移灶治疗,以及脊髓或椎旁病灶治疗。大分割放射治疗已用于全乳腺照射或加速部分乳腺照射以及前列腺照射。

大分割放射治疗时正常组织的耐受剂量与常规照射有很大的不同,目前可参考的资料仍然不完善。应特别注意总剂量 TD,分次剂量,分次间隔时间和总治疗时间。在治疗过程中应用各种形式的图像引导和运动控制技术需特别仔细,同时应准确定位靶区和敏感相邻结构，严格实施质量保证流程,以确保安全给予处方照射剂量。表 6.3 汇总了不同作者发表的器官限量数据。除了基于机构审查委员会建议外，还应遵从 I 期临床实验指南和已发表的同行评议论文中大分割放射治疗重要器官的耐受剂量[138,139]。

表 6.2　**常规分割照射(特殊注明者除外)器官剂量/体积/影响数据:QUANTEC 汇总**

器官	体积	照射类型(部分器官或特别注明)	观察指标	剂量(Gy)或剂量体积参数	发生率(%)	剂量体积参数说明
脑	全脑	3D-CRT	坏死症状	D_{max} <60	<3	72Gy 和 90 Gy 的数据为根据 BED 模型推断获得
	全脑	3D-CRT	坏死症状	D_{max} = 72	5	
	全脑	3D-CRT	坏死症状	D_{max} = 90	10	
	全脑	SRS (单次)	坏死症状	V_{12}<5~10cc	<20	V_{12}>5~10cc 时快速增加
脑干	全脑干	全脑干	永久性颅神经病变或坏死	D_{max} <54	<5	
	全脑干	3D-CRT	永久性颅神经病变或坏死	D_{1-10}≤59	<5	
	全脑干	SRS(单次)	永久性颅神经病变或坏死	D_{max} <12.5	<5	听神经瘤患者
视神经/视交叉	全部神经	3D-CRT	视神经病变	D_{max} <55	<3	由于体积小,3D-CRT 往往包括全脏器
	全部神经	3D-CRT	视神经病变	D_{max} 55~60	3~7	
	全部神经	3D-CRT	视神经病变	D_{max} >60	>7~20	
	全部神经	SRS (单次)	视神经病变	D_{max} <12	<10	
脊髓	部分脊髓胸髓	3D-CRT	脊髓病变	D_{max} =50	00.02	包括全部脊髓横断面
	部分脊髓颈髓	3D-CRT	脊髓病变	D_{max} =60	6	
	部分脊髓	SRS (单次)	脊髓病变	D_{max} =13	1	部分脊髓横断面受照射
	部分脊髓	SRS(大分割)	脊髓病变	D_{max} =20	1	3 次分割,部分脊髓横断面受照射
耳蜗(听觉)	全耳蜗	3D-CRT	感觉神经性听力损失	平均剂量≤45	<30	耳蜗平均剂量,4 kHz 听力
	全耳蜗	SRS (单次)	感觉神经性听力损失	处方剂量≤14	<25	可修复听力
腮腺	双侧全腮腺	3D-CRT	腮腺唾液分泌功能长期降低相当放疗前水平 25%以下	平均剂量<25	<20	双侧腮腺叠加

(待续)

表 6.2(续)

器官	体积	照射类型(部分器官或特别注明)	观察指标	剂量(Gy)或剂量体积参数	发生率(%)	剂量体积参数说明
	单侧全腮腺	3D-CRT	腮腺唾液分泌功能长期降低相当放疗前水平 25% 以下	平均剂量<25	<20	单侧腮腺。至少有一个腮腺<20 Gy
	双侧全腮腺	3D-CRT	腮腺唾液分泌功能长期降低相当放疗前水平 25% 以下	平均剂量<39	<50	双侧腮腺叠加
咽	咽缩肌	全咽	吞咽困难和气喘	平均剂量<50	<20	根据文章 B4 部分
喉	全喉	3D-CRT	发音障碍	D_{max} <66	<20	同时化疗,依据单一研究
	全喉	3D-CRT	气喘	平均剂量<50	<30	同时化疗,依据单一研究
	全喉	3D-CRT	水肿	平均剂量<44	<20	无化疗,依据非喉癌患者单一研究
	全喉	3D-CRT	水肿	V_{50} <27%	<20	
肺	全肺	3D-CRT	肺炎	V_{20} ≤30%	<20	双肺。缓慢剂量反应
	全肺	3D-CRT	肺炎	平均剂量 7	5	不含全肺治疗照射
	全肺	3D-CRT	肺炎	平均剂量 13	10	
	全肺	3D-CRT	肺炎	平均剂量 20	20	
	全肺	3D-CRT	肺炎	平均剂量 24	30	
	全肺	3D-CRT	肺炎	平均剂量 27	40	
食管	全食管	3D-CRT	≥3 级急性食管炎	平均剂量<34	5~20	依据 RTOG 和几项研究
	全食管	3D-CRT	≥2 级急性食管炎	V_{35} <50%	<30	含各种剂量限值因素。似乎与剂量体积因素相关
	全食管	3D-CRT	≥2 级急性食管炎	V_{50} <40%	<30	
	全食管	3D-CRT	≥2 级急性食管炎	V_{70} <20%	<30	
心脏	心包	3D-CRT	心包炎	平均剂量 <26	<15	依据单项研究
	心包	3D-CRT	心包炎	V_{30} <46%	<15	

(待续)

表 6.2(续)　**常规分割照射(特殊注明者除外)器官剂量/体积/影响数据：QUANTEC 汇总**

器官	体积	照射类型(部分器官或特别注明)	观察指标	剂量(Gy)或剂量体积参数	发生率(%)	剂量体积参数说明
	全心脏	3D-CRT	远期心脏病致死	V_{25} <10%	<1	根据预测模型高标准评估安全性
肝脏	全肝脏–GTV	3D-CRT 或全肝脏	典型 RILD	平均剂量 <30~32	<5	排除已有肝病或肝癌的患者
	全肝脏–GTV	3D-CRT	典型 RILD	平均剂量 <42	<50	
	全肝脏–GTV	3D-CRT 或全肝脏	典型 RILD	平均剂量 <28	<5	含 Child-Pugh 评级为 A 的肝病或肝癌患者,但不包括活动性乙肝作为观察指标
	全肝脏–GTV	3D-CRT	典型 RILD	平均剂量 <36	<50	
	全肝脏–GTV	SBRT(大分割)	典型 RILD	平均剂量 <13~18	<5; <5	原发肝癌,3 次分割原发肝癌,6 次分割
	全肝脏–GTV	SBRT(大分割)	典型 RILD	平均剂量 <15~20	<5; <5	转移性肝癌,3 次分割,移移性肝癌,6 次分割
	正常肝脏超过 700 cc	SBRT(大分割)	典型 RILD	D_{max} <15	<5	根据指标,3~5 次分割
肾	双侧全肾	双侧全肾或3D-CRT	临床相关肾功能不全	平均剂量 <15~18	<5	
	双侧全肾	双侧全肾	临床相关肾功能不全	平均剂量 <28	<50	
	双侧全肾	3D-CRT	临床相关肾功能不全	V_{12} <55% V_{20} <32% V_{23} <30% V_{28} <20%	<5	双肾
胃	全胃	全胃	溃疡	D_{100} <45	<7	
小肠	单个小肠袢	3D-CRT	分级 ≥3 级急性毒性反应	V_{15} <120 cc	<10	靶区以小肠袢勾画,而不是全腹膜腔勾画
	全腹膜腔	3D-CRT	≥3 级急性毒性反应	V_{45} <195 cc	<10	靶区按全腹膜腔勾画

(待续)

表 6.2(续)

器官	体积	照射类型(部分器官或特别注明)	观察指标	剂量(Gy)或剂量体积参数	发生率(%)	剂量体积参数说明
直肠	全直肠	3D-CRT	≥2 级直肠晚发毒性反应， ≥3 级直肠晚发毒性反应	V_{50} <50%	<15 **<10**	前列腺癌治疗
	全直肠	3D-CRT	≥2 级直肠晚发毒性反应， ≥3 级直肠晚发毒性反应	V_{60} <35%	<15 <10	
	全直肠	3D-CRT	≥2 级直肠晚发毒性反应， ≥3 级直肠晚发毒性反应	V_{65} <25%	<15 <10	
	全直肠	3D-CRT	≥2 级直肠晚发毒性反应， ≥3 级直肠晚发毒性反应	V_{70} <20%	<15 <10	
	全直肠	3D-CRT	≥2 级直肠晚发毒性反应， ≥3 级直肠晚发毒性反应	V_{75} <15%	<15 <10	
膀胱	全膀胱	3D-CRT	≥3 级 RTOG 晚发反应	D_{max} <65	<6	膀胱癌治疗。放疗中膀胱大小形态位置不同影响获取数据精确性
	全膀胱	3D-CRT	≥3 级 RTOG 晚发反应	V_{65} ≤50% V_{70} ≤35% V_{75} ≤25% V_{80} ≤15%		前列腺癌治疗。依据 RTOG 0415 的建议
阴茎球	全阴茎球	3D-CRT	严重的勃起功能障碍	95% 腺体的平均剂量<50	<35	
	全阴茎球	3D-CRT	严重的勃起功能障碍	D_{90} <50	<35	
	全阴茎球	3D-CRT	严重的勃起功能障碍	$D_{60\sim70}$ <70	<55	FLT4
上段股骨	全骨	任意	骨折	45~50	5	

根据 Marks 等修改[2]。
QUANTEC：临床正常组织受照反应定量分析；CRT：适形放疗；SRS：立体定向放射外科；GTV：肿瘤体积；
RILD：辐射引起的肝脏疾病；RTOG：肿瘤放射治疗协作组；BED：生物等效剂量；SBRT：体部立体定向放射
治疗；FLT4：酪氨酸蛋白激酶受体。

表 6.3　立体定向和大分割治疗不同器官放疗照射剂量限值剂汇总

器官	最大危险体积	单次照射(Gy)	3 次照射(Gy)	5 次照射(Gy)	观察指标3 级反应
脑	100 %			20	坏死
脑干	<0.5 cc	10	18 (6 Gy/次)	23 (4.6 Gy/次)	神经病变
脊髓	< 1.2 cc	7	12.3(4.1 Gy/次)	14.5 (2.9 Gy/次)	脊髓病变
视神经	0.2 cc	8	15	20	神经病变
耳蜗		10	17	23	耳聋
喉	4 cc	10		20	
臂丛神经	3 cc	14	22.05	30	神经病变
支气管	< 4 cc	10	15(5 Gy/次)	16.5 (3.3 Gy)	
肺	1000 cc	7.04	10.5 (4 Gy/次)	13.5 (2.7 Gy/次)	肺炎
心脏	< 15 cc	16	24 (8 Gy/次)	32 (6 Gy/次)	心包炎
食管	< 5 cc	11.9	17	20	狭窄
肋骨	< 1 cc	22	28	35	骨折
胃	< 10 cc	11	16.5 (5 Gy/次)	18 (3.6 Gy/次)	溃疡
十二指肠	< 10 cc	9	11.04	12.05	狭窄
小肠	< 5 cc	11.9	17.7 (5.9Gy/次)	19.05	狭窄
结肠/直肠	<20cc	14.3	16.8 (5.6 Gy/次)	18.3 (3.6 Gy/次)	结肠炎直肠炎
肝	< 700 cc	9	19 (6.4 Gy/次)	21 (4.2 Gy/次)	肝功能受损
肾	< 200 cc	8.04	16(4 Gy/次)	17.5 (3.5 Gy)	肾功能受损
膀胱	< 15 cc	11.4	16.8 (5.6 Gy/次)	18 (3.6 Gy/次)	膀胱炎
阴茎球	< 3 cc	14	21.9 (7.3 Gy)	30 (6 Gy/次)	勃起功能障碍
皮肤	< 10 cc	23	30 (10 Gy/次)	36.5(7.3 Gy)	溃疡
股骨头	< 10 cc	14	21.9 (7.3 Gy)	30(6 Gy/次)	坏死

根据 Benedict 和 Grimm 等修改[138,139]。

感谢 Bahman Emami 参与本章的撰写。　　　　　　（尹丽 纪红 译　何侠 冯平柏 校）

参考文献

1. Jaffray DA, Lindsay PE, Brock KK et al (2010) Accurate accumulation of dose for improved understanding of radiation effects in normal tissue. Int J Radiat Oncol Bio Phys 76(Suppl 3):S135–S139

2. Marks LB, Ten Haken RK, Martel MK (2010) Guest editor's introduction to QUANTEC: A users guide. Int J Radiat Oncol Bio Phys 76(Suppl 3):S1–S2

3. Held KD, Willers H (2011) Molecular and cellular basis of radiation injury. in human radiation injury. In: Shrieve DC, Loeffler JS, eds. Wolters Kluwer Lippincott Williams & Wilkins pp 1–13

4. Coutard H (1932) Roentgen therapy of epitheliomas of the tonsillar region, hypopharynx and larynx from 1920 to 1926. AJR Am J Roengenol 28:313–331

5. Regaud C, Ferroux R (1927) Discordance des effects des Rayons X, d'une part dans la peau, l'autre part dans le testicle, par diminution de la dose: diminution de l'efficacie dans la peau, maintien de l'efficacite dans le testicule. C R Soc Biol 97:431–434

6. Paterson JR (1948) The treatment of malignant disease by radium x-rays, being a practice of radiotherapy. Edward Arnold, London

7. Strandqvist M (1944) Studien iiber die kumulative Wirkung der Rontgenstrahlen bei Fraktionierung. Erfahrungen aus demRadiumhemmet an 280 Haut und Lippenkarzinomen. Acta Radiologica Suppl (Stockh) 1944; 55:1–300

8. Ellis F (1969) Dose, time and fractionation: A clinical hypothesis. Clin Radiol 20:1–7

9. Ellis F (1971) Normal standard dose and the ret. Br J Radiol 44:101–108

10. Cohen L, Kerrick JE (1951) Estimation of biological dosage factors in clinical radiotherapy. Br. J. Cancer 5:180–194

11. Thames HD Jr, Withers HR, Peters LJ, Fletcher GH (1982) Changes in early and late radiation responses with altered dose fractionation: implications for dose-survival relationships. Int. J. Radial. Oncd. Biol. Phys 8:219–226

12. Dale RG (1985) The application of the linear-quadratic dose-effect equation to fractionated and protracted radiation. Brit. J. Radiol 58:515–528

13. Fowler JF, Tome WA, Fenwick JD et al (2004) A challenge to traditional radiation Oncology. Int J Radiat Oncol Bio Phys 60:1241–1256

14. Liu L, Bassano DA, Prasad SC et al (2003) The linear-quadratic model and fractionated stereotactic radiotherapy Int J Radiat Oncol Bio Phys 57:827–832

15. Niemierko A (1999) A generalized concept of equivalent uniform dose (EUD). Med Phys 26:1100

16. Emami B, Lyman J, Brown A et al (1991) Tolerance of normal tissue to therapeutic irradiation. Int J Radiat Oncol Biol Phys 21:109–122

17. Burman C, Kutcher GJ, Emami B et al (1991) Fitting of normal tissue tolerance data to an analytic function. Int J Radiat Oncol Biol Phys 21:123–135

18. Lyman JT (1985) Complication probability as assessed from dose-volume histograms. Radiat Res Suppl 8:S13–S19

19. Kutcher GJ, Burman C, Brewster L et al (1991) Histogram reduction method for calculating complication probabilities for three dimensional treatment planning evaluations. Int J Radiat Oncol Biol Phys 21:137–146

20. Trotti A, Colevas AD, Setser A et al (2003) CTCAE v3.0: Development of a comprehensive grading system for the adverse effects of cancer treatment. Sem Radiat Oncol 13:176–181

21. Bentzen SM, Constine LS, Deasy JO et al (2010) Quantitative Analyses of Normal Tissue Effects in the Clinic (QUANTEC): an introduction to the scientific issues. Int J Radiat Oncol Biol Phys 76(Suppl 3):S3–S9

22. Deasy JO, Bentzen SM, Jackson A et al (2010) Improving normal tissue probability models: The need to adopt a "data pooling" culture. Int J Radiat Oncol Bio Phys 76(Suppl 3):S151–154

23. Marks LB, Yorke ED, Jackson A et al. (2010) Use of Normal Complication Probability Models in the clinic. Int J Radiat Oncol Bio Phys 76(Suppl 3):S10–S19

24. Halperin EC, Perez CA, Brady LW (2008) The discipline of radiation oncology. In Halperin EC, Perez CA, Brady LW, eds. Principles and practice of radiation oncology, 5th edn. Wolters Kluwer Lippincott Williams & Wilkins, pp 26–28

25. McBride WH, Withers HR (2008) Biological basis of radiation therapy. In: Halperin EC, Perez CA, Brady LW, eds, Principles and practice of radiation oncology, 5th edn. Wolters Kluwer Lippicott Williams & Wilkins, p 10

26. Withers HR, Thames HD, Peters LJ (1983) A new iso-effect curve for change in dose per fraction. Radiother Oncol 1:187–191

27. Lee SP, Leu MY, Smathers JB et al (1995) Biologically effective dose distribution based on the linear quadratic model and its clinical relevance. Int J Radiat Oncol Bio Phys 33:372–389

28. Shaw E, Scott C, Souhami L, et al (2000) Single-dose radiosurgical treatment of recurrent previously irradiated primary brain tumors and brain metastases: Final report of RTOG protocol 90-05. *Int J Radiat Oncol Biol Phys* 47:291–298

29. Lawrence YR, Li XA, el Naqa I et al (2010) Radiation dose-volume effect in the brain. Int J Radiat Oncol Bio Phys 76(S3):S20–S27

30. De Angelis LM, Delattre JY, Posner JB (1989) Radiation-induced dementia in patients cured of brain metastasis. Neurology 39:789–796

31. Shih HA, Loeffler JS (2011) Hypothalamic–pituitary axis. In: Shrieve DC, Loeffler JS, eds, Human radiation injury. Wolters Kluwer Lippincott Williams & Wilkins, pp 180–189

32. Bhandare N, Kennedy L, Malyapa RS et al (2008) Hypopituitarism after radiotherapy for extracranial head and neck cancers. Head Neck 30: 1182–1192

33. Snyers A Janssens GORJ, Twickler MB (2009) Malignant tumors of the nasal cavity and paranasal sinuses: long-term outcome and morbidity with emphasis on hypothalamic-pituitary deficiency. Int J Radiat Oncol Bio Phys 73:1343–1351

34. Scicignano G, Losa M, del Vecchio A et al (2012) Dosimetric factors associated with pituitary function after gamma knife surgery (GKS) of pituitary adenomas. Radiother Oncol 104:119–124

35. Mayo C, Yorke E, Merchant TE (2010) Radiation associated brainstem injury. Int J Radiat Oncol Biol Phys 76(Suppl 3):S36–S41

36. Flickinger JC (2011) Cranial nerves. In: Shrieve DC, Loeffler JS, eds. Wolters Kluwer Lippincott Williams & Wilkins, p 210

37. Jackson A, Marks LB, Bentzen SM et al. (2010) The lessons of QUANTEC: Recommendations for reporting and gathering data on dose-volume dependencies of treatmen outcome. Int J Radiat Oncol Biol Phys 76(Suppl 3):S155–S160

38. Parsons JT, Fitzgerald C R, Hood C I et al (1983) The effects of irradiation on the eye and optic nerve. Int. J. Radiat. Oncol Biol Phys 1983; 9609–622

39. van den Bergh AC, Schoorl MA, Dullaart RP et al (2004) Lack of radiation optic neuropathy in 72 patients treated for pituitaryadenoma. J Neuroophthalmol 24:200–205

40. Hammer HM (1983) Optical chiasmal radionecrosis. Trans Ophthalmol Soc UK 103:208–211

41. Mayo C, Martel MK, Marks LB et al (2010) Radiation dose-volume effect of optic nerves and chiasm. Int J Radiat Oncol Biol Phys 76(Suppl 3):S28–S35

42. Tishler RB, Loeffler JS, Lunsford LD et al (1993) Tolerance of cranial nerves of the cavernous sinus to radiosurgery. Int J Radiat Oncol Biol Phys 27: 215–221

43. Bhandare N, Parsons JT, Bhatti MT, Mendenhall WM (2011) Optic nerve, eye and ocular adnexa. In:

Shrieve DC, Loeffler JS, eds. Wolters Kluwer Lippincott Williams & Wilkins, p 190

44. Marcus RB Jr, Million RR (1990) The incidence of myelitis after irradiation of the cervical spinal cord. Int J Radiat Oncol Bio Phys 19:3–8

45. Fowler JF, Bentzen SM, Bond SJ et al (2000) Clinical radiation doses for spinal cord: the 1998 international questionnaire. Radiother Oncol 55:295–300

46. Sahgal A, Wong CS, van der Kogel AJ (2011) Spinal cord in human radiation injury. In: Shrieve DC, Loeffler JS, eds. Wolters Kluwer Lippincott Williams & Wilkins, pp 190– 209

47. Kirpatrick JP, van der Kogel AJ, Schultheiss TE (2010) Radiation dose-volume effects in the spinal cord. Int J Radiat Oncol Bio Phys 76(Suppl 3):S42–S49

48. Daly ME, Luxton G, Choi CYH et al (2012) Normal tissue complication probability estimation by the Lyman-Kutcher-Burman method does not accurately predict spinal cord tolerance to stereotactic radiosurgery. Int J Radiat Oncol Bio Phys 82:2025–2032

49. Stoll BA, Andrews JT (1966) Radiation-induced peripheral neuropathy. Br Med J 1:834–837

50. Pierce SM, Recht A, Lingos T et al (1992) Long-term radiation complications following conservative surgery (CS) and radiation therapy (RT) in patients with early stage breast cancer. Int J Radiat Oncol Bio Phys 23:915–923

51. Guiou M, Hall WH, Jennelle R et al (2008) Prospective evaluation of dosimetric variables associated with brachial plexopathy after radiation therapy for head and neck cancer Int J Radiat Oncol Bio Phys 22(Suppl 1):S385

52. Fourquer JA, Fakiris AJ, Timmerman RD et al (2008) Brachial plexopathy (BP) from stereotactic body radiotherapy (SBRT) in early-stage NSCLC: dose limiting toxicity in apical tumor sites. Int J Radiat Oncol Bio Phys 72(Suppl 1):S36–S37

53. Henk JM, Whitelocke RA, Warrington AP et al (1993) Radiation dose to the lenses and cataract formation. Int J Radiat Oncol Bio Phys 25:815–820

54. Monroe AT, Bhandare N, Morris CG et al (2004) Preventing radiation retinopathy with hyperfractionation. Int J Radiat Oncol Bio Phys 60:S188

55. Bhandare N, Antonelli PJ, Morris CG et al (2007) Ototoxicity after radiotherapy for head and neck tumors. Int J Radiat Oncol Bio Phys 67:469–479

56. Chan SH, Ng WT, Kam KL et al (2009) Sensorineural hearing loss after treatment of nasopharyngeal carcinoma: a longitudinal analysis. Int J Rad iat Oncol Bio Phys 73:1335–1342

57. Bhandare N, Jackson A, Eisbruch A et al (2010) Radiation therapy and hearing loss. Int J Radiat Oncol Bio Phys 76(Suppl 3):S50–S57

58. Blanco AI, Chao KS, El Naqa I et al (2005) Dose-volume modeling of salivary function in patients with head and neck cancer receiving radiotherapy. Int J Radiat Oncol Bio Phys 62:1055–1069

59. Meirovitz A, Murdoch-Kinch CA, Schipper M et al (2006) Grading xerostomia by physicians or by patients after intensity modulated radiotherapy of head and neck cancer. Int J Radiat Oncol Bio Phys 66:445–453

60. Pow EH, Kwong DL, McMillan AS et al (2006) Xerostomia and quality of life after intensity modulated radiotherapy vs conventional radiotherapy for early-stage nasopharyngeal carcinoma: initial report on a randomized controlled clinical trial. Int J Radiat Oncol Bio Phys 66:981–991

61. Nutting CM, Morden JP, Harrington KJ et al (2011) Parotid-sparing intensity modulated versus conventional radiotherapy in head and neck cancer (PARSPORT): a phase 3 multicentre randomised controlled trial. Lancet Oncol 12:127–136

62. Munter MW, Hoffner S, Hof H et al (2007) Changes in salivary gland function after radiotherapy of head and neck tumors measured by quantitative pertechnetate scintigraphy: comparison of intensity modulated radiotherapy and conventional radiation therapy with and without Amifostine. Int J Radiat Oncol Bio Phys 67:651–659

63. Cannon DM, Lee NY (2008) Recurrence in region of spared parotid gland after definitive intensity-modulated radiation therapy for head and neck cancer. Int J Radiat Oncol Bio Phys 70:660–665

64. Wang ZH, Chao Y, Zhang ZY et al (2011) Impact of salivary gland dosimetry on post-IMRT recovery of saliva output and xerostomia grade for head and neck cancer patients treated with or without contralateral submaxillary gland sparing: a longitudinal study. Int J Radiat Oncol Bio Phys 81:1479–1487

65. Cooper JS, Fu K, Marks J (1995) Late effects of radiation therapy in the head and neck region. Int J Radiat Oncol Bio Phys 31:1141–1164

66. Dijkstra PU, Huisman PM, Roodenburg JL (2006) Criteria for trismus in head and neck oncology. Int J Oral Maxillofac Surg 35:337–342

67. Wang CJ, Huang EY, Hsu HC et al (2005) The degree and time-course assessment of radiation-induced trismus after radiotherapy for nasopharyngeal carcinoma. Laryngoscope 115:1458–1460

68. Cox JD, Pajak TF, Marcial VA et al (1991) ASTRO PLENARY: Interfraction interval is a major determinant of late effects, with hyperfractionated Radiation Therapy in carcinomas of the upper respiratory and digestive tracts: Results from RTOG protocol 8313. Int J Radiat Oncol Bio Phys 1:1191-1195

69. Sanguineti G, Adapala P, Endres EJ et al (2007) Dosimetric predictors of laryngeal edema. *Int J Radiat Oncol Biol Phys* 68:741–749

70. Bae JS, Roh J-L, Lee, S-W et al (2012) Laryngeal edema after radiotherapy in patients with squamous cell carcinoma of the larynx and pharynx. Oral Oncol 10:1016–1023

71. Rancati T, Schwarz M, Allen AM et al (2010) Radiation dose-volume effect in the larynx and pharynx. Int J Radiat Oncol Bio Phys 76(Suppl 3):S64–S69

72. Eisbruch A, Lyden T, Bradford CR et al (2002) Objective assessment of swallowing dysfunction and aspiration after radiation concurrent with chemotherapy

for head and neck cancer. Int J Radiat Oncol Bio Phys 53:23–28

73. Feng FY, Kim HM, Lynden TH et al (2007) Intensity modulated radiotherapy of head and neck cancer aiming to reduce dysphagia: early dose-effect relationships for the swallowing structures. Int J Radiat Oncol Bio Phys 68:1289–1298

74. Teguh DN, Levendag PC, Noever I et al (2008) Treatment techniques and site considerations regarding dysphagia-related quality of life in cancer of the oropharynx and nasopharynx. Int J Radiat Oncol Bio Phys 72:1119–11127

75. Caglar HB, Tishler, RB, Othus M et al (2008) Dose to larynx predicts for swallowing complications after intensity modulated radiotherapy. Int J Radiat Oncol Bio Phys 72:1110–1118

76. Caudell JJ, Schaner PE, Desmond RA et al (2010) Dosimetric factors associated with long-term dysphagia after definitive radiation therapy for squamous cell carcinoma of the head and neck. Int J Radiat Oncol Bio Phys 76:403–409

77. Alkan S, Baylancicek S, Ciftcic M et al (2008) Thyroid dysfunction after combined therapy for laryngeal cancer: a prospective study. Otolaryngol Head Neck Surg 139:787–791

78. Diaz R, Jaboin JJ, Morales-Paliza M et al (2010) Hypothyroidism as a consequence of intensity-modulated radiotherapy with concurrent taxane-based chemotherapy for locally advanced head and neck cancer. Int J Radiat Oncol Bio Phys 77:468–476

79. Bhandare N, Kennedy L, Malyapa RS et al (2007) Primary and central hypothyroidism after radiotherapy for head and neck tumors. Int J Radiat Oncolo Bio Phys 68:1131–1139

80. Swerdlow AJ, Higgins CD, Smith P et al (2007) Myocardial infarction mortality risk after treatment for Hodgkin disease: A collaborative British cohort study. J Natl Cancer Inst 99:206–214

81. Wei X, Liu HH, Tucker SL et al (2008) Risk factors for pericardial effusion in inoperable esophageal cancer patients treated with definitive chemoradiation therapy. Int J Radiat Oncol Biol Phys 70:707–714

82. Martel MK, Sahijdak WM, Ten Haken RK et al (1998) Fraction size and dose parameters related to the incidence of pericardial effusions. Int J Radiat Oncol Biol Phys. 40:155–161

83. Borger JH, Hooning MJ, Boersma LJ et al (2007) Cardiotoxic effects of tangential breast irradiation in early breast cancer patients: the role of irradiated heart volume. Int J Radiat Oncol Bio Phys 69:1131–1138

84. Feng M, Moran JM, Koelling T et al (2011) Development and validation of a heart atlas to study cardiac exposure to radiation following treatment for breast cancer. Int J Radiat Oncol Bio Phys 79:10–18

85. Marks LB, Bentzen SM, Deasy JO et al (2010) Radiation dose-volume effect in the lung. Int J Radiat Oncol Bio Phys 76(Suppl 3):S70–S76

86. Graham MV, Purdy JA, Emami B et al (1999) Clinical dose-volume histogram analysis for pneumonitis after 3D treatment for non-small cell lung cancer (NSCLC). Int J Radiat Oncol Biol Phys 45:323–329

87. Gomez DR, MD, Tucker SL, Martel MK et al (2012) Predictors of High-grade Esophagitis After Definitive Three-dimensional Conformal Therapy, Intensity-modulated Radiation Therapy, or Proton Beam Therapy for Non-small cell Lung Cancer. Int J Radiat Ocol Bio Phys 84:1010-1016

88. Bradley JD, Hope A, El Naqa I et al (2007) A nomogram to predict radiation pneumonitis derived from a combined analysis of RTOG 93-11 and institutional data. Int J Radiat Oncol Bio Phys 69:985–992

89. Kwa SLS, Lebesque JV, Theuws JCM et al (1998) Radiation pneumonitis as a function of mean lung dose: an analysis of pooled data of 540 patients. Int J Radiat Oncol Bio Phys 42:1-9

90. Barriger RB, Fakiris AJ, Hanna N et al (2010) Dose–volume analysis of radiation pneumonitis in non-small-cell lung cancer patients treated with concurrent cisplatinum and etoposide with or without consolidation docetaxel. Int J Radiat Oncol Biol Phys 78:1381–1386

91. Recht A, Ancukiewicz M, Liu X et al (2008) Lung Dose-Volume Parameters and the Risk of Pneumonitis for Patients Treated with Accelerated Partial-Breast Irradiation (APBI) using 3D Conformal Radiotherapy (3D-CR). Int J Radiat Oncol Bio Phys 72:S4-S5

92. Miles EF, Larrier NA, Kelsey CR et al (2008) Intensity-modulated radiotherapy for resected mesothelioma: The Duke experience. Int J Radiat Oncol Biol Phys 71:1143–1150

93. Marks, JE, Baglan RJ, Prasad, SC et al. (1981) Effects of radiation on parotid salivary function. Int. J.Radiat. Oncol. Biol. Phys 7:1013–1019

94. Maguire PD, Sibley GS, Zhou S-M et al (1999) Clinical predictors of radiation-induced esophageal toxicity. Int J Radiat Oncol Bio Phys 45:97-103

95. Saunders M, Dische S, Barrett A et al (1997) Continuous hyperfractionated accelerated radiotherapy (CHART) versus conventional radiotherapy in non-small-cell lung cancer: A randomized multicentre trial. Lancet 350:161–165

96. Bradley JD, Deasy JO, Bentzen S et al (2004) Dosimetric correlates for acute esophagitis in patients treated with radiotherapy for lung cancer. Int J Radiat Oncol Bio Phys 58:1106–1113

97. Overgaard M (1988) Spontaneous radiation-induced rib fractures in breast cancer patients treated with postmastectomy irradiation. A clinical radiobiological analysis of the influence of fraction size and dose-response relationship in late bone damage. Acta Oncol 27;117–122

98. Dunlap NE, Biederman GB, Yang W et al (2008) Chest wall volume receiving more than 30 Gy predicts risk of severe pain and/or rib fracture following lung SBRT. Int J Radiat Oncol Bio Phys 72(Suppl 1):S36

99. Dunlap NE, Cai J, Biederman GB et al (2010) Chest wall volume receiving >30 Gy predicts risk of severe pain and/or rib fracture after lung stereotactic

body radiotherapy. Int J Radiat Oncol Bio Phys 76:796–801

100. Andolino DL, Forquer JA, Henderson MA et al (2011) Chest wall toxicity after stereotactic body radiotherapy for malignant lesions of the lung and liver. Int J Radiat Oncol Bio Phys 80:692–697

101. Mutter RW, Liu F, Abreu A et al (2012) Dose-volume parameters predict for the development of chest wall pain after stereotactic body radiation for lung cancer. Int J Radiat Oncol Bio Phys 82:1783–1790

102. Mukesh M, Harris E, Jena R et al (2012) Relationship between irradiated breast volume and late normal tissue complications: A systematic review. Radiother Oncol 104:1–110

103. Bartelink H, Horiot JC, Poortmans PM et al (2007) Impact of a higher radiation dose on local control and survival in breast-conserving therapy of early breast cancer: 10-year results of the randomized boost versus no boost EORTC 22881-10882 trial. J Clin Oncol 25:3259–3265.

104. Poortmans PM, Collette L, Horiot JC et al (2009) Impact of the boost dose of 10 Gy versus 26 Gy in patients with early stage breast cancer after a microscopically incomplete lumpectomy: 10-year results of the randomised EORTC boost trial. Radiother Oncol 90:80–85

105. Yarnold J, Ashton A, Bliss J et al (2005) Fractionation sensitivity and dose response of late adverse effects in the breast after radiotherapy for early breast cancer: long-term results of a randomised trial. Radiother Oncol 75:9–17

106. Ribeiro GG, Magee B, Swindell R Et al (1993) The Christie Hospital Breast Conservation Trial: an update at 8 years from inception. Clin Oncol 5:278–283.

107. Conroy T, Bonnetain F, Chapet O et al (2004) Preoperative radiotherapy (RT) + 5FU/folinic acid (FA) in T3,4 rectal cancers: preliminary results of the FFCD 9203 randomized trial. Proc ASCO 22:247

108. Czito BG, Willet CG (2011) Stomach in human radiation injury. In: Shrieve DC, Loeffler JS, eds. Wolters Kluwer Lippincott Williams & Wilkins, pp 444–452

109. Goldstein HM, Rogers LF, Fletcher GH, Dodd GD (1975) Radiological manifestations of radiation-induced injury to the normal upper gastrointestinal tract. Radiology 117:135–140

110. Frykholm GJ, Glimelius B, Pahlman (1993). Preoperative or postoperative irradiation in adenocarcinoma of the rectum: Final treatment results of a randomized trial and an evaluation of late secondary effects. Dis Colon Rectum. 36:564–572

111. Kavanagh BD, Pan CC, Dawson LA et al (2010) Radiation dose-volume effect in the stomach and small bowel. Int J Radiat Oncol Bio Phys 76(Suppl 3):S101–S107

112. Perez CA, Grigsby PW, Lockett MA et al (1999) Radiation therapy morbidity in carcinoma of the uterine cervix : dosimetric and clinical correlation. Int J Radiat Oncol Bio Phys 44:855–866

113. Pollack A, Zagars GK, Smith LG et a (2000). Preliminary results of a randomized radiotherapy dose-escalation study comparing 70 Gy with 78 Gy for prostate cancer. J Clin Oncol 18:3904–3911

114. Peeters ST, Lebesque JV, Heemsberg WD et al (2006) Localized volume effects for late rectal and anal toxicity after radiotherapy for prostate cancer. Int J Radiat Oncol Bio Phys 64:1151–1161

115. Ippolito E, Deodato F, Macchia G et al (2012) Early radiation-induced mucosal changes evaluated by proctoscopy: Predictive role of dosimetric parameters. Radiother Oncol 104:103–108

116. Valdagni R, Kattan MW, Rancati T et al (2012) Is it time to tailor the prediction of radio-induced toxicity in prostate cancer patients? Building the first nomograms for late rectal syndrome. Int J Radiat Oncol Bio Phys 82:1957–1966

117. Liu M, Pickles T, Agranovich A et al (2004) Impact of neoadjuvant androgen ablation and other factors on late toxicity after external beam prostate radiotherapy. Int J Radiat Oncol Biol Phys;58:59–67

118. Smeenk RJ, Hoffman AL, Hopman W PM et al (2012) Dose-effect relationship for individual pelvic floor muscles and anorectal complaints after prostate radiotherapy. Int J Radiat Oncol Bio Phys 83:636–644

119. King CR, Brooks JD, Gill H et al (2012) Long-term outcomes from a prospective trial of stereotactic body radiotherapy for low-risk prostate cancer. Int J Radiat Oncol Biol Phys 82(2):877–82.

120. Austin-Seymour MM, Chen GTY, Castro J et al (1986) Dose volume histogram analysis of liver radiation tolerance. Int. J. Radiat. Oncol. Biol. Phys 12:31–35

121. Kutcher GJ, Burman C (1989) Calculation of complication probability factors for non-uniform normal tissue irradiation: the effective volume method. Int J Radiat Oncol Bio Phys 16: 1623–1630

122. Tai A, Erickson B, Li XA (2009) Extrapolation of normal tissue complication probability for different fractionations in liver irradiation. Int J Radiat Oncol Bio Phys 74:283–289

123. Flentje M, Hensley F, Gademann G et al (1993) Renal tolerance to nonhomogeneous irradiation : comparison of observed effects to predictions of normal tissue complication probability from different biophysical models. Int J Radiat Oncol Bio Phys 27:25–30

124. Cassady JR (1995) Clinical radiation nephropathy. Int J Radiat Oncol Biol Phys. 31:1249–1256

125. Willet CG, Tepper JE, Orlow EL et al (1986) Renal complications secondary to radiation treatment of upper abdominal malignancies. Int J Radiat Oncol Bio Phys 12:1601–1604

126. Cheng J, Schultheiss T, Wong J (2008) Impact of drug therapy, radiation dose and dose rate on renal toxicity following bone marrow transplantation. Int

J Radiat Oncol Biol Phys. 71:436–443

127. Marks LB, Carroll PR, Dugan TC et al (1995) The response of the urinary bladder, urethra and ureter to radiation and chemotherapy. Int J Radiat Oncol Bio Phys 31:1257–1280

128. Fisch BM, Pickett B, Weinberg V et al (2001) Dose of radiation received by the bulb of the penis correlates with risk of impotence after three-dimensional radiotherapy for prostate cancer. Urology 57:955–959

129. Roach M, Winter K, Michalski JM et al (2004) Penile bulb dose and impotence after three-dimensional conformal radiotherapy for prostate cancer on RTOG 9406: findings from a prospective multi-institutional phase I/II dose escalation study. Int J Radiat Oncol Bio Phys 60:1351–1356

130. Van der Wielen GJ, Hoogeman MS, Dohle GR et al (2008) Dose-volume parameters of the corpora cavernosa do not correlate with erectile dysfunction after external beam radiotherapy for prostate cancer: results from dose-escalation trial. Int J Radiat Oncol Bio Phys 71:795–800

131. Anserini P, Chiodi S, Spinelli S et al (2002) Semen analysis following allogeneic bone marrow transplantation. Additional data for evidence based counseling. Bone Marrow Transplant 30:447–451

132. Wallace WH, Thomson AB, Saran F et al (2004) Predicting age of ovarian failure after radiation to a field that includes the ovaries. Int J Radiat Oncol Bio Phys 33:637–659

133 Hintz BL, Kagan AR, Chan P et al (1980) Radiation tolerance of the vaginal mucosa. Int J Radiat Oncol Bio Phys 6:711-716

134 Eifel PJ, Levenback C, Wharton JT et al (1995) Time course and incidence of late conplications in patients treated with radiation therapy for FIGO stage IB carcinoma of the uterine cervix. It J Radiat Oncol Bio Phys 195:1289-1300

135 Sorbe BG and Smeds AC (1990) Postoperative vaginal irradiation with high dose rate afterloading technique in endometrial carcinoma stage I. Int J Radiat Oncol Bio Phys 18:305-314

136. Orton CG, Seyedsadr M, Somnay A (1991) Comparison of high and low dose rate remote afterloading for cervix cancer and the importance of fractionation. Int J Radiat Oncol Bio Phys 21:1425–1434

137. Au SP, Grigsby PW (2003) The irradiation tolerance dose of the proximal vagina. Radiother Oncol 67:77–85

138. Benedict SH, Yenice KM, Followill D et al (2010) Stereotactic body radiation therapy: The report of AAPM Task Group 101, Med Phys 37: 4078–4101

139. Grimm J, LaCouture T, Croce R et al (2011) Dose tolerance limits and dose volume histogram evaluation for stereotactic body radiotherapy. J Applied Clin Med Phys 12:267–292

140. RTOG Protocol 0415 (2009) A Phase III Randomized Study of Hypofractionated 3DCRT/IMRT versus Conventionally Fractionated 3DCRT/IMRT in Patients Treated for Favorable-Risk Prostate Cancer. Lee WR, Chairman, closed to accrual Dec 11, 2009

141. Grigsby PW, Roberts HL, Perez CA (1995) Femoral neck fracture following groin irradiation. Int J Radiat Oncol Bio Phys 32:63-67

第 **7** 章

靶区体积获取技术要点

临床上根据放疗计划 CT（planning CT）影像确定放疗靶区体积[1]。在确定靶区体积时，同时运用形态影像与功能影像可以获得更精确的细节(图 7.1.a,b)。

整合影像(integrated imaging)必须具有以下特征：

● 可精确显示正常解剖结构；

● 有足够对比度区分肿瘤组织和风险正常组织；

● 能根据代谢、缺氧和细胞增殖等来评估肿瘤特异性；

● 影像可重建，且本人多次阅片、不同医师阅片差异微小；

● 成本效益比适中。

体积计划放疗（volume-planning radiotherapy）系统最常见的影像技术是将 CT 和 MRI[2,3]整合。两者融合后特别有用，因为 MRI 能改善对中枢和外周神经系统（图 7.2)、耳鼻咽喉解剖区(图 7.3)、心脏(图 7.4)和尿生殖膈（图 7.5）等重要器官结构的勾画。

CT 和 MRI 的多层影像采集能为临床精确勾画靶区体积提供巨大帮助，从而在 3D 影像评估时有更多的详细的信息[4](图 7.6)。

影像整合特别是与计划 CT 配准(coregistration)时,应特别注意影像和轮廓的失真,这种情况常见于 MRI 影像,这对于放射治疗医生来说是出现偏差的重要原因。因此,在放射治疗计划中使用整合影像时,遵从严谨的方法非常重要。影像融合(fusion)包括两个明确而又连续的阶段:①配准,②融合。第一步配准阶段,两个影像在同一坐标系匹配(match)。与单一影像相比,一个或多个正常结构或病理解剖结构在两种匹配影像上可以提供更多信息,从而使靶区勾画更为合理。第二步融合,即产生一个包含两种原始影像数据和形态的新影像。融合影像必须通过以下多种计算方法获得[5]:

● 标识匹配:在相关影像中至少使用 3 个识别点进行融合;这三点与相对应影像中同样的三点相匹配;

● 人机互动匹配:融合过程凭借操作者的能力,即根据经验识别解剖结构,再根据识别结构将两影像匹配;

● 外框架匹配:用立体定向设备外框作为匹配物使两影像融合,故影像外都有相同的外框标志;

● 轮廓法:先勾画影像轮廓再根据轮廓

图 7.1a,b 脑整合影像。

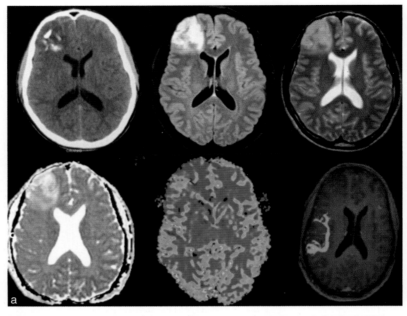

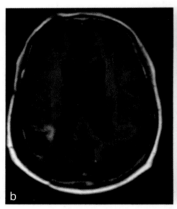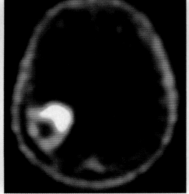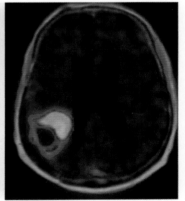

融合；

　　● 倒角匹配：该方法根据不同的阈值信号和自动勾画轮廓的功能进行复杂计算来确定组织结构。用于各种不同种类的影像，如 CT 和 PET 影像；

　　● 体积匹配：此法用于中枢神经系统 CT 和 MRI 影像融合；

　　● 变形匹配：另一种复杂而又有影响的算法。它允许选择性的影像变形，从而提高影像的对应性[5]。

　　然而，不论在 CT（放疗勾画金标准）、MRI、PET 何种类型影像勾画靶区，强烈建议成立一个由放射治疗医生、放射科医生和核医学医师共同组成的多学科组。成立一支多学科团队非常重要，它能够确保具有一定水平的专家，采用合适的方法共同获取靶区体积，而不要各科医生独自阅片。

　　在体积计划放疗（volume-planning radiotherapy）中，靶区体积采集时患者的体位和固定也非常重要，这可以确保几何重复性。

　　在大脑和头颈区放疗计划制订中，患者

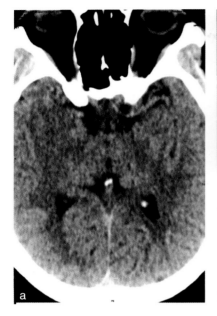
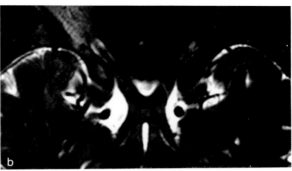

图 7.2a,b　视交叉勾画 CT-MRI 整合影像。

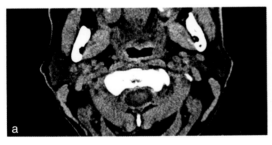
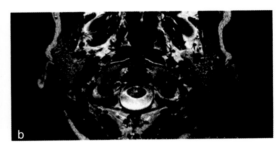

图 7.3a,b　腮腺勾画 CT-MRI 整合影像。

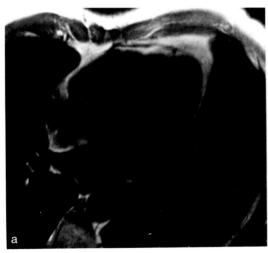
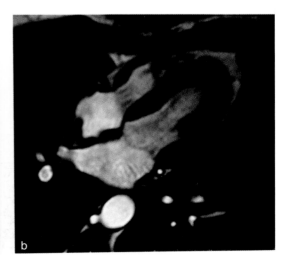

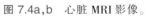
图 7.4a,b　心脏 MRI 影像。

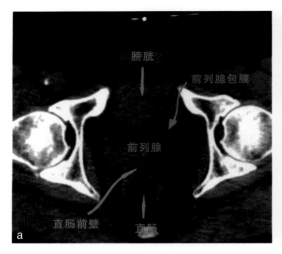
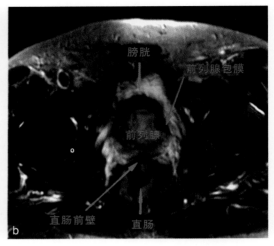

图 7.5a,b　同一患者前列腺放疗骨盆轴位配准视图比较:a 为 CT 影像,b 为 MRI 影像。前列腺边缘特别是直肠前壁/直肠膀胱筋膜和前列腺包膜 MRI 比 CT 影像更清晰。(图经许可引自参考文献 4)

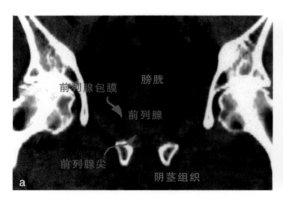
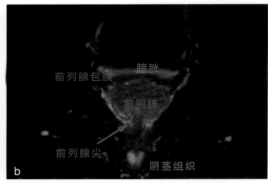

图 7.6a,b　同一患者前列腺放疗骨盆冠状位配准视图比较:a 为 CT 影像,b 为 MRI 影像。前列腺边界和周围危及器官 MRI 比 CT 显示更清晰。(经许可引自参考文献 4)

取仰卧位，原则上要求头部托架高度适中，特殊情况下颈部可过伸。通常按上述体位将患者的头、颈和肩用热塑面罩固定，并与治疗床上的托板锁定;此外还根据不同的治疗方式进一步使用其他的固定系统(如口内支架)。患者手臂弯曲置于身体两侧双手交叉放在胸骨体上，这样做可以降低其肩胛位置,同时减少 CT 图像上硬射线伪影[1,6]。

纵隔区照射时，患者仰卧，双臂上举过头。可以采用个体化的定位系统、固定系统、呼吸控制装置(例如,真空系统、T 型装置,有机玻璃模型)来减少治疗过程中的几何不确定性[1,6]。

对于达到上腹部的治疗,患者体位通常为仰卧位,使用固定装置(例如,模具或真空系统)患者可以获益。此外,为了腹部照射野能更好地定位,患者手臂应上举过头。即使照射腹部,也建议使用呼吸门控装置[1,6]。

盆腔部位治疗时,患者既可以采用仰卧位(肛门和妇科肿瘤),也可采用俯卧位(直肠癌)。

前列腺肿瘤照射时,大多数患者采用仰卧位,但某些情况下也采用俯卧位。

此外,患者膝下可以用支架使其背部松弛,还可使用一种特定的装置来减少脚部位置的变化,提高摆位的准确度[1,6]。

在常规立体定向放射外科中,一种机械装置,称为立体定向框架,固定于患者身体上。框架在固定头部时,也使患者整个得到固定。分次治疗时,重复使用微创设备,光学和影像学方法非常可靠[7],这种光学及影像学方法称为无框架立体定向技术。这种立体定向装置通常包括一个咬块,这个咬块能和立体光学照相机固定在一起[8,9],它是一套千伏透视立体像对仪(stereopair of kilovotage fluoroscope units)[10],或一套各种成像和追踪方法集合体[11]。使用这些立体定向装置的基本原因是它能提供一个准确的坐标系,从而引导坐标系内的射线准确照射靶区。

基耶蒂大学的肿瘤放射治疗医生和放射科医生开发了一种跨学科的、能在计划CT中切实可行的图像采集方法。做放疗计划CT时,建议每层用螺旋扫描采集图像,这样可以获得更高分辨率、信息量高于按顺序采集的影像[12-14]。患者自由呼吸,几乎不用静脉增强造影。对于周围型肺癌,除了选择上述技术,还应同时考虑让患者平静呼吸,采取CT慢扫描(一次扫描为4s)技术,或使用4D-CT技术获取影像[15]。

CT 能提供两种配准定位像(topogram),即前后和左右方向定位影像。

根据我们的经验,4 个主要解剖区域靶体积获取方式如下:

● 脑和头颈:照射脑部时,靶区范围从头最上缘(上界)到枕骨大孔水平(下界)。照射头颈部,靶区范围从鞍背上缘切线平面(上界)到胸骨柄的上缘下 2cm 水平(下界)。

● 纵隔:CT 获取靶区范围从环状软骨(上界)到第二腰椎(下界)[12]。

● 上腹部:靶区获取范围从肝脏圆顶上 2cm(上界)到髂嵴水平(下界)。

● 骨盆:上界为髂嵴上缘上 1cm,下界为坐骨直肠窝水平,对于直肠肿瘤浸润肛管,或肛管、外阴和阴道肿瘤,下界为肛缘水平。

不同解剖部位计划 CT 主要参数见表7.1。为获最佳影像观察效果,建议对 4 个解剖区域采用以下对比度窗:

● 大脑和头颈部:大脑 CT 影像窗位取 40HU,窗宽 80~120HU。对头颈区域软组织 CT 影像窗位 35HU,窗宽 350HU。骨结构窗位 400HU,窗宽 2000HU。

● 纵隔:纵隔合适的窗宽为 400HU,窗位为+40 HU,而对于肺实质,建议的窗宽是 1600HU,窗位为−600HU[16,17]。

● 上腹部:建议窗位为 40 HU,窗宽为 350~400HU[18]。

● 骨盆:对于软组织成像,建议使用窗位 40HU,窗宽 400HU。骨成像的参数同头颈部骨结构[18]。

对单用 CT 难以评估的一些重要器官,目前用 CT-MRI 配准并融合进行辨识。特别对于大脑,联合使用 CT-MRI 影像,可提高对大脑组织中下丘脑、脑垂体、视交叉和耳蜗结构的观察;在头颈和纵隔区域,联合使用CT-MRI 影像有助于识别咽缩肌、臂丛神经和心脏;在骨盆区域,联合使用 CT-MRI 有助于识别直肠、阴茎球和尿生殖膈。

可以根据传统的 CT 扫描,这些器官很容易被识别的放射解剖标志(上下,内外,前后),在 MRI 图像中进行识别。

表 7.1 放疗计划 CT 摄片参数

	大脑	头颈	纵隔 [a]	上腹部	骨盆 [b]
层厚	4mm	3mm	5mm	5mm	8mm
床速/旋转	1.5mm/s	3mm/s	5~8mm/s	8mm/s	10mm/s
螺距	1	1	1.0~1.6	1.6	1.25
重建间隔	2mm	3mm	5mm	5mm	5mm
千伏	120	120~130	120	140	140
毫安	180~200	220~240	240	240	240
计算	软组织/标准	软组织/标准(核心 4~6)	软组织/标准	软组织/标准	软组织/标准
矩阵	512×512 像素	512×512 像素	1024×1024 像素	1024×1024 像素	1024×1024 像素
视野	250,根据头骨的大小调整	根据患者情况调整视野大小,以包及患者的轮廓	根据患者情况调整视野大小,以包及患者的轮廓	根据患者情况调整视野大小,以包及患者的轮廓	根据患者情况调整视野大小,以包及患者的轮廓

a:为优化 CT 摄片,此区域的参数可以作如下调整:层厚 3mm,床速/旋转 3mm/s,重建间隔 3mm。

b:为优化 CT 摄片,此区域的参数可以作如下改变:层厚 5mm,床速/旋转 8mm/s,重建间隔 4mm。

感谢 Raffaella Basilico, Massimo Caulo, Antonella Filippone 和 Rossella Patea 参与本章的撰写。

(纪红 译 冯平柏 校)

参考文献

1. Levitt SH, Purdy JA, Perez CA, Vijayakumar PC (2006) Technical basis of radiation therapy. Practical clinical applications, 4th rev. edn. Springer-Verlag

2. Pelizzari CA (1994) Registration of three-dimensional medical image data. ICRU News 1:4–14

3. Kessler ML, Pitluck S, Petti P, Castro JR (1991) Integration of multimodality imaging data for radiotherapy treatment planning. Int J Radiat Oncol Biol Phys 21:1653–1667

4. Khoo VS, Joon DL (2006) New developments in MRI for target volume delineation in radiotherapy. Br J Radiol 79:S2–S15

5. Hill DLG, Batchelor PG, Holden M, Hawkes DJ (2001) Medical image registration. Phys Med Biol 46:R1–R45

6. Khan FM, Gerbi BJ (2012) Treatment planning in radiation oncology, 3rd edn. Wolters Kluwer/Lippincott William & Wilkins, Philadelphia

7. Ashamalla H, Addeo D, Ikoro NC et al (2003) Commissioning and clinical results utilizing the Gildenbergy-Laitinen adapter device for X-ray in fractionated stereotactic radiotherapy. Int J Radiat Oncol Biol Phys 56:592–598

8. Bova FJ, Meeks SL, Friedman WA et al (1998) Optic-guided stereotactic radiotherapy. Med Dosim 23:221–228

9. Kai J, Shiomi H, Sasama T et al (1998) Optical high-precision three-dimensional position measurement system suitable for head motion tracking in frameless stereotactic radiosurgery. Comput Aided Surg 3:257–263

10. Chang SD, Adler JR (2001) Robotics and radiosurgery: the CyberKnife. Stereotact Funct Neurosurg 76:204–208

11. Yin FF, Zhu J, Yan H et al (2002) Dosimetric characteristics of Novalis shaped beam surgery unit. Med Phys 29:1729–1738

12. Senan S, De Ruysscher D, Giraud P et al, for the Radiotherapy Group, European Organization for Research and Treatment of Cancer (EORTC) (2004) Literature-based recommendations for treatment planning and execution in high-dose radiotherapy for lung cancer. Radiother Oncol 7:139–146

13. Workmanns D, Diederich S, Lentschig MG et al (2000) Spiral CT of pulmonary nodules: interobserver variations in assessment of lesion size. Eur Radiol

10:710–713
14. Armstrong J, Mc Gibney C (2000) The impact of three-dimensional radiation on the treatment of non-small cell lung cancer. Radiother Oncol 56:157–167
15. Lagerwaard FJ, Van Sornsen de Koste JR, Nijssen-Visser MR et al (2001) Multiple slow CT scans for incorporating lung tumor mobility in radiotherapy planning. Int J Radiat Oncol Biol Phys 51: 932–937
16. Harris KM, Adams H, Lloyd DC, Harvey DJ (1993) The effect on apparent size of simulated pulmonary nodules of using three standard CT window settings. Clin Radiol 47:241–244
17. Giraud P (2000) Influence of CT image visualization parameters for target volume delineation in lung cancer. Proceedings of 19th ESTRO Istanbul 2000. Radiother Oncol S39
18. Ausili-Cefaro G, Genovesi D, Perez CA, Vinciguerra A (2008) A guide for delineation of lymph nodal clinical target volume in radiation therapy. Springer-Verlag, New York

第 3 部分
轴面 CT 影像解剖图集

第 8 章

脑、头颈部

解剖参考点

1–颅外壁

2–前床突

3–海马回

4–中脑

5–鞍结节

6–肌肉(眼直肌,内直肌,外直肌)

7–鼓室内侧壁

8–内听道

9–枕髁

10–下颌支

11–咬肌

12–胸锁乳突肌

13–头长肌

14–翼状肌

15–腭扁桃体

16–舌骨

17–中斜角肌

18–甲状软骨

19–前斜角肌

20–杓状软骨

21–环状软骨

22–气管环

23–锁骨

24–锁骨下动脉

解剖边界

靶器官	上界	下界	外界
耳蜗	颞骨岩尖	颈动脉	鼓室内侧壁
视神经交叉	前床突上 0.5cm	鞍结节	海马回钩的内侧缘,侧脑室颞角
臂丛	C4–C5 神经孔	锁骨头内半侧	胸锁乳突肌,侧脑室颞角
上咽缩肌	枕髁	舌骨上缘	腭扁桃体或者咽旁间隙
中咽缩肌	舌骨上 0.5cm	舌骨下缘	腭扁桃体或咽旁间隙
下咽缩肌	舌骨下缘	食管	咽旁间隙,甲状腺侧缘
腮腺	内听道下缘	下颌支下界	皮下脂肪组织
眼球和视神经	上直肌,脂肪组织	下直肌,脂肪组织	外直肌,脂肪组织
脑	额骨和顶骨内缘	枕骨和颞骨内缘	颞骨,枕骨和顶骨内缘
晶状体	眼球内高密度区域(前表面)		

颜色图标

- 脑
- 眼球
- 视交叉
- 下丘脑漏斗部
- 腺垂体
- 垂体柄
- 晶状体
- 耳蜗

- 咽缩肌
- 腮腺
- 脊髓
- 脑干
- 下颌骨
- 臂丛
- 喉

内界	前界	后界	CT 窗值 （C:窗位，W:窗宽）
颞骨岩部	颞骨岩部前面和上表面	内听道前面	骨:C450,W1600
	前床突	中脑（小脑脚前），包括中床突后	脑:C35,W100 骨:C450,W1600
C4–T1 神经孔； C4–T1 椎体柄	颈血管束（C4–C6），前斜角肌（C6–T1）	第一肋中斜角肌，锁骨下静脉	头颈部:C35,W350
咽	翼状肌:前界	头长肌	头颈部:C35,W350
咽	口咽,舌骨侧缘	头长肌	头颈部:C35,W350
咽	杓状肌,第一气管环	头长肌,椎体后	头颈部:C35,W350
头长肌和翼状肌内侧	咬肌后缘（锁骨支），下颌角	胸锁乳突肌	头颈部:C35,W350
内直肌,脂肪组织		眼球后脂肪组织,视神经孔	头颈部:C35,W350 骨:C450,W1600（神经孔）
	额骨和蝶骨内缘	枕骨内侧缘	脑:C35,W350 骨:C450,W1600
眼球内高密度区域(前表面)			

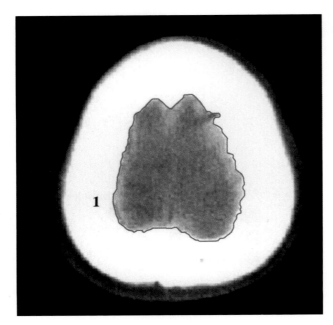

■ 脑

1-颅外壁

图 8.1

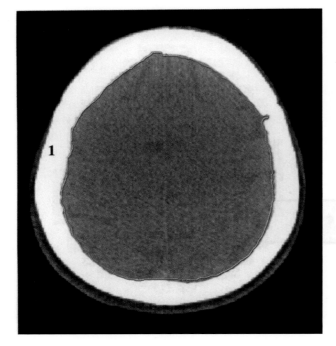

图 8.2

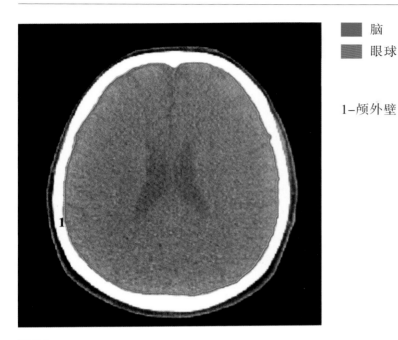

脑

眼球

1-颅外壁

图 8.3

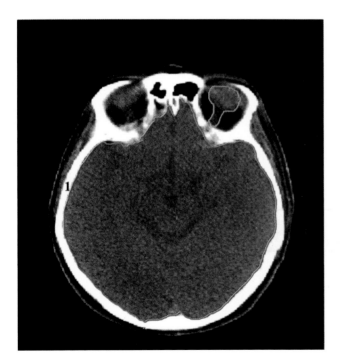

图 8.4

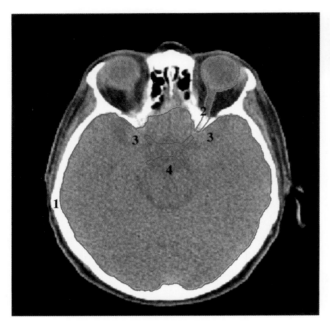

■ 脑
■ 眼球
■ 视交叉

1–颅外壁
2–前床突
3–海马回
4–中脑

图 8.5a

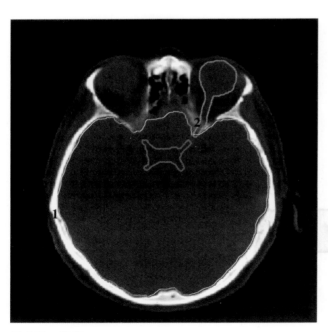

图 8.5b　骨窗。

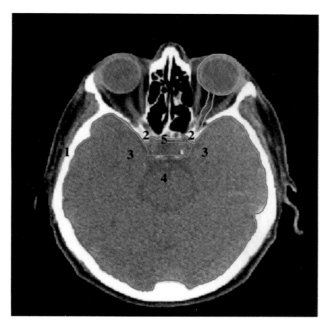

脑

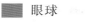眼球

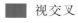视交叉

下丘脑漏斗部

腺垂体

垂体柄

1–颅外壁
2–前床突
3–海马回
4–中脑
5–鞍结节

图 8.6a

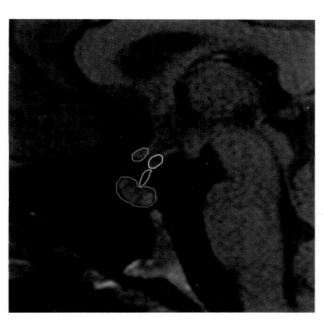

图 8.6b　MRI 矢面观。

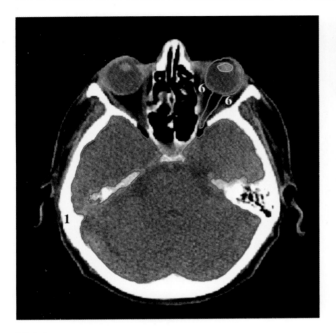

图 8.7

■ 脑
■ 眼球
■ 晶状体
■ 耳蜗

1–颅外壁
6–肌肉（眼直肌，内直肌，外直肌）
7–鼓室内侧壁
8–内听道

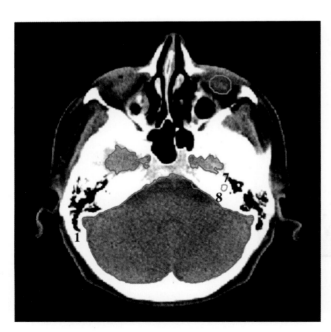

图 8.8

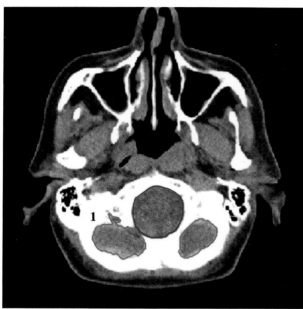

脑

咽缩肌

腮腺

脊髓

脑干

下颌骨

1–颅外壁

9–枕髁

10–下颌支

11–咬肌

图 8.9

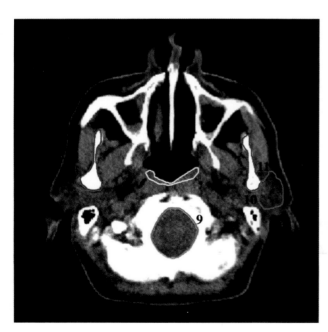

图 8.10

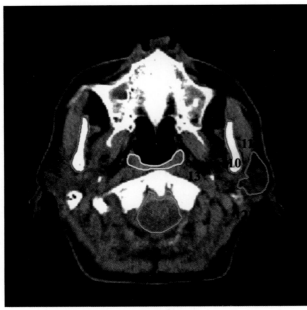

图 8.11

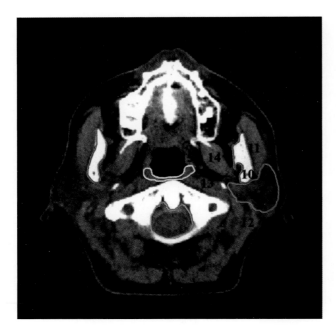

图 8.12

咽缩肌

腮腺

脊髓

下颌骨

10–下颌支
11–咬肌
12–胸锁乳突肌
13–头长肌
14–翼状肌
15–腭扁桃体

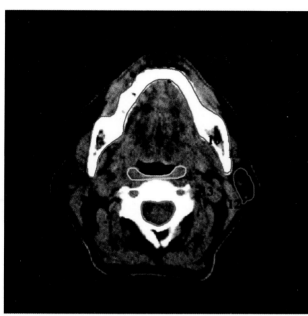

咽缩肌
腮腺
脊髓
下颌骨

10–下颌支
11–咬肌
12–胸锁乳突肌
13–头长肌

图 8.13

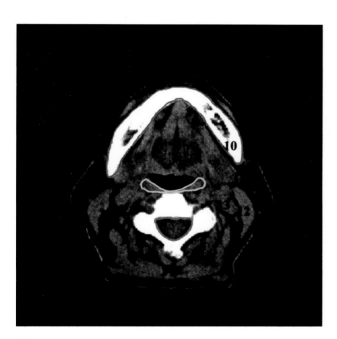

图 8.14

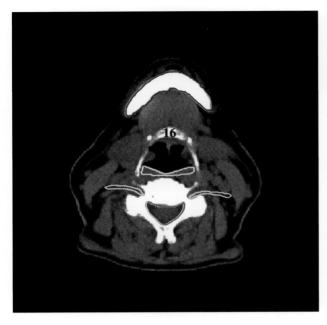

咽缩肌
臂丛
脊髓
下颌骨

16-舌骨
17-中斜角肌

图 8.15

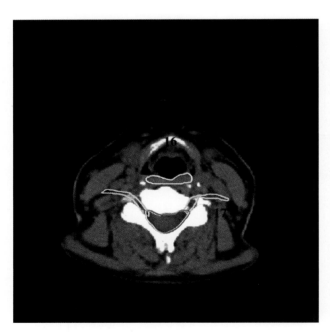

图 8.16

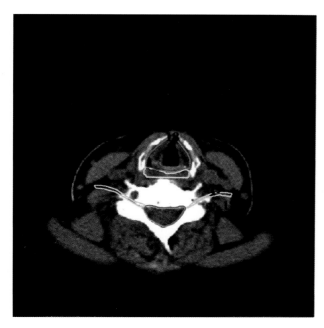

咽缩肌

臂丛

脊髓

喉

17–中斜角肌
18–甲状软骨
19–前斜角肌
20–杓状软骨

图 8.17

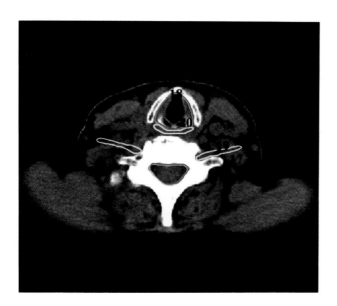

图 8.18

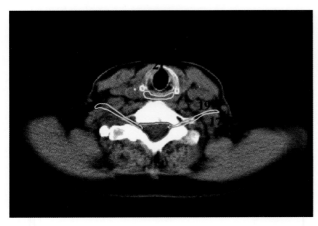

咽缩肌
臂丛
脊髓

17–中斜角肌
19–前斜角肌
21–环状软骨
22–气管环

图 8.19

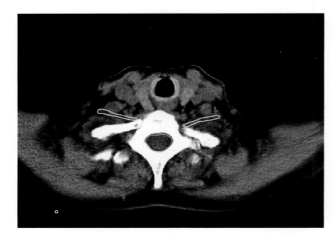

图 8.20

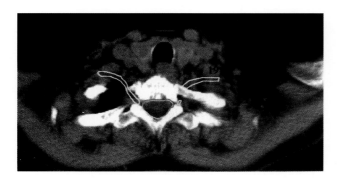

图 8.21

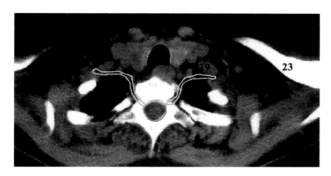

图 8.22

 脊髓

臂丛

19–前斜角肌
23–锁骨
24–锁骨下动脉

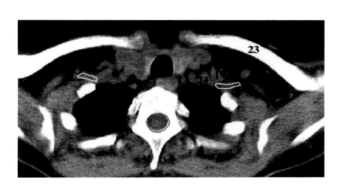

图 8.23

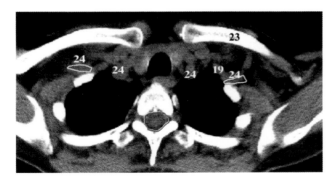

图 8.24

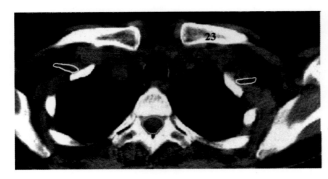

 脊髓

臂丛

23–锁骨
24–锁骨下动脉

图 8.25

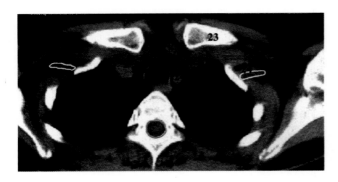

图 8.26

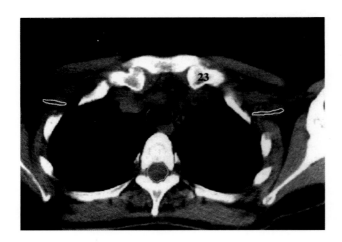

图 8.27

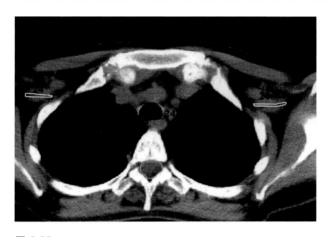

■ 脊髓
■ 臂丛

24-锁骨下动脉

图 8.28

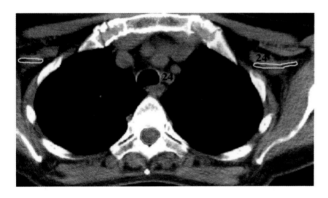

图 8.29

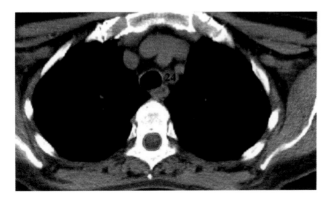

图 8.30

感谢 Angelo Di Pilla, Massimo Caulo, Annamaria Vinciguerra, Marianna Trignani 和 Monica Di Tommaso 参与本章的撰写。

（何侠 译 尹丽 校）

第9章

纵隔

解剖参考点

1–甲状软骨	8–肋骨	15–肺动脉
2–环状软骨	9–气管环	16–上肺静脉
3–三角肌	10–锁骨下动脉	17–奇静脉弓
4–冈下肌	11–主动脉弓	18–奇静脉
5–冈上肌	12–上腔静脉	19–下肺静脉
6–右锁骨下动脉	13–主动脉	20–肝脏
7–左颈总动脉	14–降主动脉	21–胃

解剖边界

靶器官	上界	下界	外界
肱骨头	肱骨解剖颈线	显示头部最后一层	三角肌
主支气管		通过下肺静脉的线	主动脉弓
			左:左肺动脉,降主动脉
			右:奇静脉,肺上静脉,腔静脉
肺	通过第一肋后弓的线	隔膜	胸壁
心和心包	通过左肺动脉下段的线	通过左肝叶上面的线	纵隔胸膜和肺实质
食管	环状软骨下端	食管胃结合处	左:左锁骨下动脉,主动脉弓,降主动脉
			右:纵隔胸膜和肺实质,奇静脉,肺实质
脊髓	枕髁	L2 下面	椎管
臂丛	C4–C5 椎孔	锁骨头内半侧	胸锁乳突肌,锁骨下和腋窝血管神经束

颜色图标

■ 脊髓		▨ 左冠状动脉前室间支	
▨ 食管		■ 左心室	
▨ 肱骨头		□ 右心房	
■ 左肺		▨ 左回旋支	
■ 主支气管		▨ 右心室	
■ 心和心包		■ 右冠状动脉	
▨ 左心房			

内界	前界	后界
冈下肌	三角肌,肩胛下肌	冈上肌
	升主动脉	食管
	左肺动脉	奇静脉
	左心房	左:降主动脉,肺静脉,肺实质
	肺实质	
纵隔大血管和心室	胸壁	肋椎
	前纵隔脂肪组织	食管和降主动脉
	气管膜	椎体
	颈椎	奇静脉和奇静脉弓
	左主支气管	
	左心房后壁	
	胸腹皮下脂肪组织	
	椎管	椎管
C4-T1 神经孔,C4-T1 椎骨柄	颈动脉束(C4-C6),后斜角肌(C6-T1)	中斜角肌,第一肋,锁骨下静脉

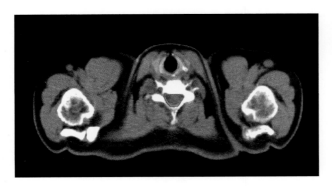

图 9.1

脊髓
食管
左肱骨头

1-甲状软骨
2-环状软骨
3-三角肌
4-冈下肌
5-冈上肌
6-右锁骨下动脉
7-左颈动脉
9-气管环

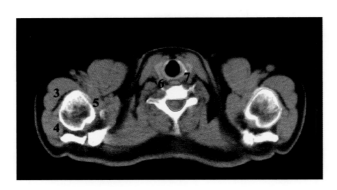

图 9.2

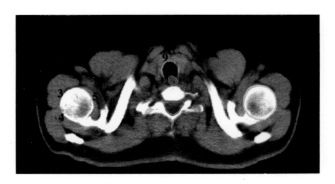

图 9.3

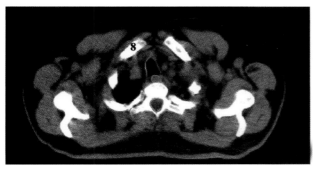

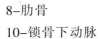

脊髓
食管
左肺

8-肋骨
10-锁骨下动脉

图 9.4

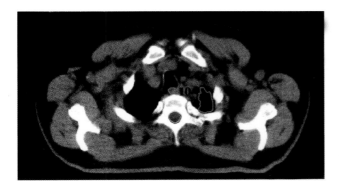

图 9.5

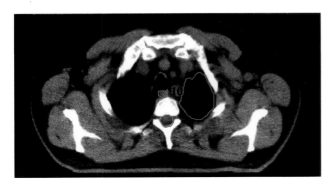

图 9.6

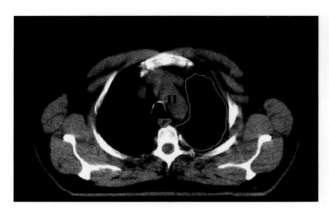

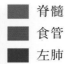

脊髓
食管
左肺

11-主动脉弓
12-上腔静脉
13-主动脉
14-降主动脉
18-奇静脉

图 9.7

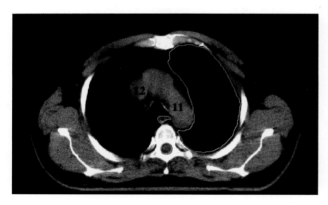

图 9.8

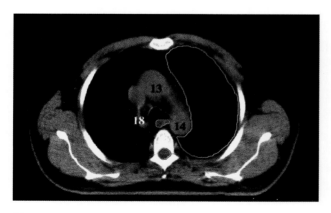

图 9.9

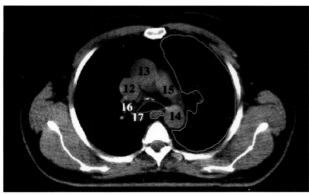

图 9.10

脊髓

食管

左肺

主支气管

12-上腔静脉

13-主动脉

14-降主动脉

15-肺动脉

16-上肺静脉

17-奇静脉弓

18-奇静脉

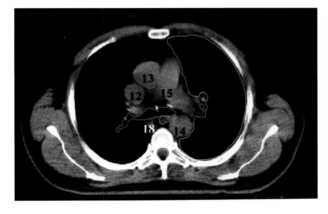

图 9.11

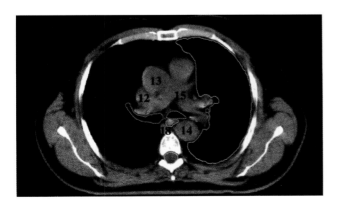

图 9.12

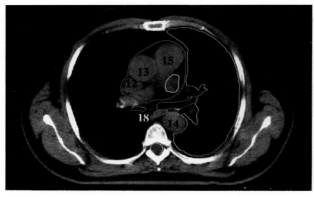

图 9.13

■	脊髓
■	食管
■	左肺
■	主支气管
■	心和心包
■	左心房
■	左冠状动脉前室间支
■	左心室
□	右心房
▨	左回旋支
■	右心室

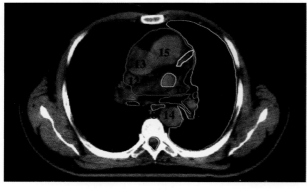

12-上腔静脉
13-主动脉
14-降主动脉
15-肺动脉
16-上肺静脉
18-奇静脉

图 9.14

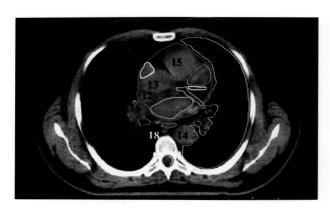

图 9.15

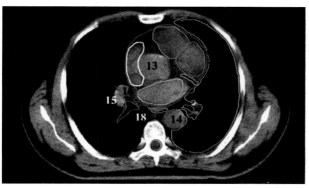

图 9.16

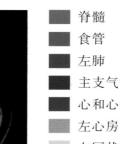
脊髓
食管
左肺
主支气管
心和心包
左心房
左冠状动脉前室间支
左心室
右心房
左回旋支
右心室
右冠状动脉

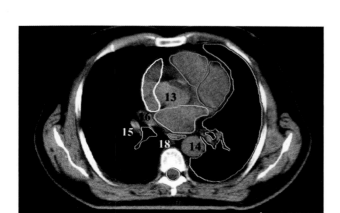

图 9.17

13–主动脉
14–降主动脉
15–肺动脉
16–上肺静脉
18–奇静脉
19–下肺静脉

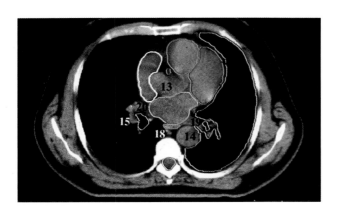

图 9.18

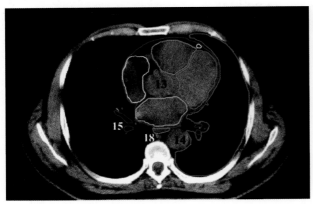

图 9.19

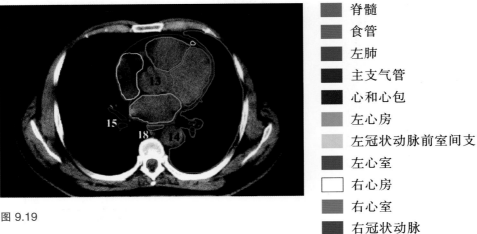

脊髓
食管
左肺
主支气管
心和心包
左心房
左冠状动脉前室间支
左心室
右心房
右心室
右冠状动脉

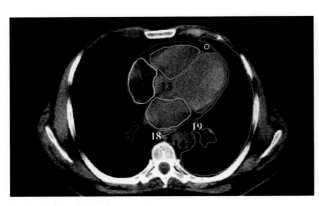

图 9.20

13–主动脉
14–降主动脉
15–肺动脉
18–奇静脉
19–下肺静脉

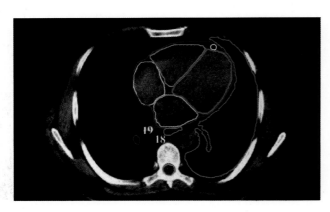

图 9.21

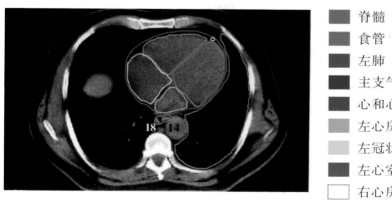

图 9.22

	脊髓
	食管
	左肺
	主支气管
	心和心包
	左心房
	左冠状动脉前室间支
	左心室
	右心房
	右心室

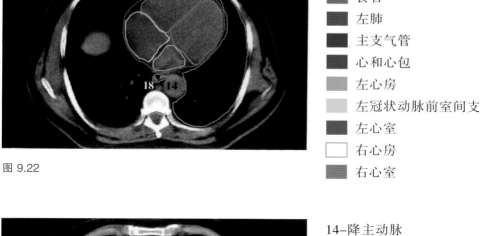

图 9.23

14–降主动脉
18–奇静脉
20–肝脏

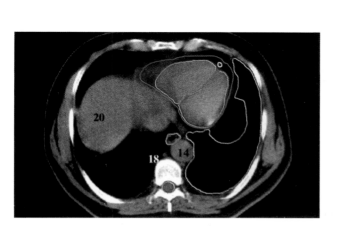

图 9.24

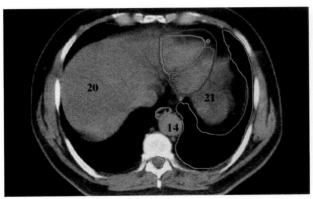

图 9.25

■ 脊髓
■ 食管
■ 左肺
■ 心和心包
■ 左冠状动脉前室间支
■ 左心室
■ 右心室

14–降主动脉
20–肝脏
21–胃

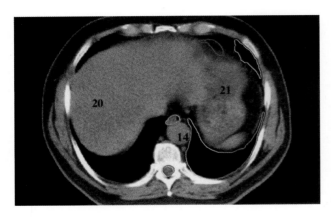

图 9.26

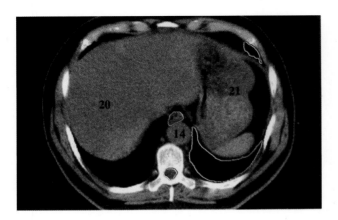

图 9.27

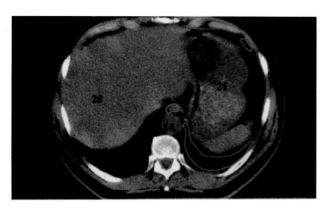

脊髓

食管

左肺

14-降主动脉

20-肝脏

21-胃

图 9.28

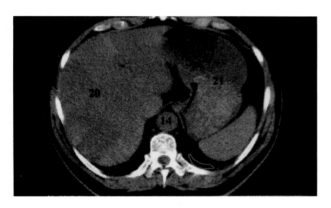

图 9.29

感谢 Maria Taraborrelli，Rossella Patea, Lucia Anna Ursini, Monica Di Tommaso 和 Marianna Tignani 参与本章的撰写。

（何侠 译 尹丽 校）

第 **10** 章

腹部

解剖参考点

1-心
2-降主动脉
3-食管
4-下腔静脉
5-脾
6-横隔膜

7-胰体尾
8-肝门
9-胆囊
10-胰腺(头部)
11-腰椎体(L3)

解剖边界

靶器官	上界	下界	前界
肝	横隔膜右侧	位置不定(脂肪组织)	降结肠,肺,腹壁
右肾	肾上腺,腔静脉	脂肪组织	脂肪组织,升结肠,十二指肠
左肾	肾上腺,脾	脂肪组织	胰体尾,脂肪组织
胃	左侧横隔膜	十二指肠	心,脂肪组织,小肠
脊髓	枕髁	L2 下缘	椎管
小肠	曲式韧带角	最末回肠襻,回盲瓣(右骶髂关节)	位置不定
升结肠	肝左叶	脂肪组织	腹壁
横结肠	胃	降结肠	脂肪组织(网膜),腹壁
降结肠	胰体尾,脾,肾	乙状结肠,髂腰肌	横结肠,脂肪组织
乙状结肠	降结肠与乙状结肠结合处	直肠与乙状结肠结合处	小肠,脂肪组织,膀胱(男)

颜色图标

■	脊髓	■	左肾
■	肝	■	右肾
■	胃	■	十二指肠
■	结肠	■	小肠

后界	内界	外界	CT 窗值
肺,胸壁,脂肪组织,右肾	腔静脉,心脏,食管,脂肪组织,胃窦,胰腺(头),升结肠	胸壁	腹部:C40,W400
脂肪组织	横隔膜,脂肪组织,髂腰肌,肾门	肝,脂肪组织,升结肠	腹部:C40,W400
脂肪组织	横隔膜,髂腰肌,脂肪组织,肾门	脾,脂肪组织,降结肠	腹部:C40,W400
主动脉,胰体尾,脾(位置不定)	腹主动脉,横隔膜,胰体,脂肪组织	肝左叶,脂肪组织,升结肠	腹部:C40,W400
	椎管	椎管	骨:C450,W1600
位置不定	位置不定	降结肠,升结肠,脂肪组织	腹部:C40,W400
肾,脂肪组织,肝	胃,十二指肠,脂肪组织,回盲瓣	肝,腹壁	腹部:C40,W400
脂肪组织(横结肠系膜),小肠			腹部:C40,W400
脂肪组织	胰体尾,脾,肾,小肠	腹侧壁	腹部:C40,W400
骶骨	子宫,左侧宫旁组织	右侧宫旁组织,脂肪组织,髂血管(男性)	腹部:C40,W400

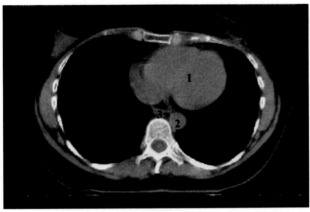

图 10.1

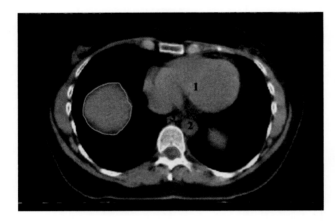

图 10.2

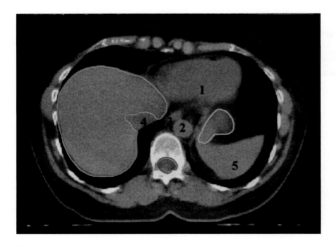

图 10.3

脊髓

肝

胃

1–心
2–降主动脉
3–食管
4–下腔静脉
5–脾

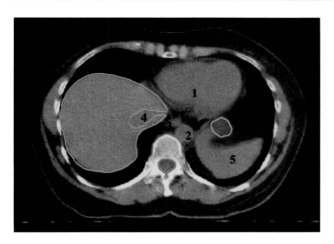

图 10.4

	脊髓
	肝
	胃
	结肠
	左肾

1-心
2-降主动脉
3-食管
4-下腔静脉
5-脾
6-横隔膜

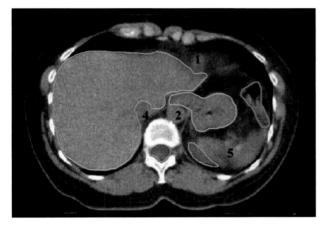

图 10.5

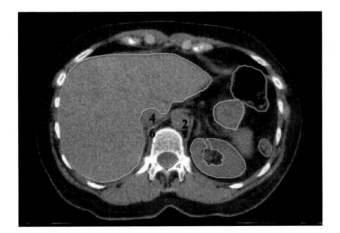

图 10.6

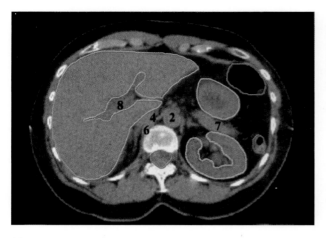

图 10.7

脊髓

肝

胃

结肠

左肾

右肾

2-降主动脉

4-下腔静脉

6-横隔膜

7-胰体尾

8-肝门

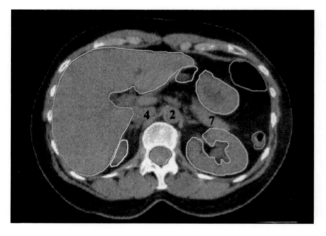

图 10.8

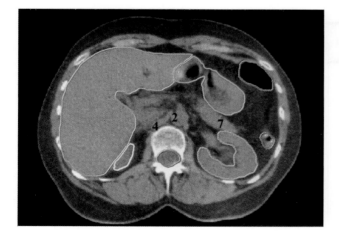

图 10.9

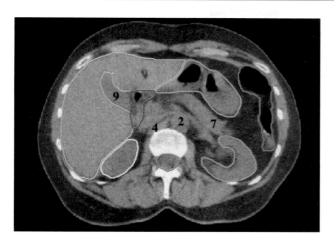

图 10.10

 脊髓

　　肝

　　胃

　　结肠

　　左肾

　　右肾

　　十二指肠

2-降主动脉

4-下腔静脉

7-胰体尾

9-胆囊

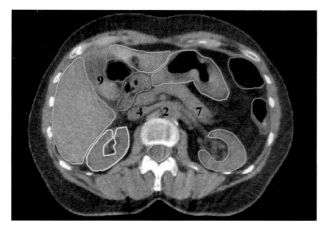

图 10.11

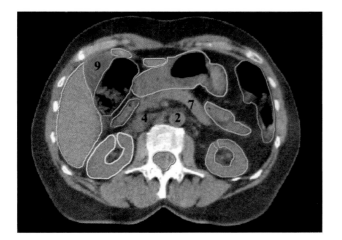

图 10.12

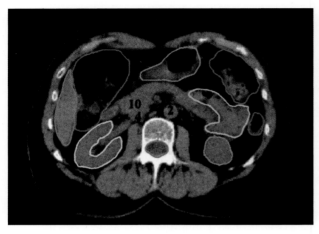

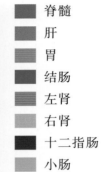

脊髓
肝
胃
结肠
左肾
右肾
十二指肠
小肠

图 10.13

2-降主动脉
4-下腔静脉
10-胰腺(头部)

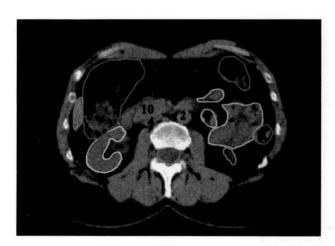

图 10.14

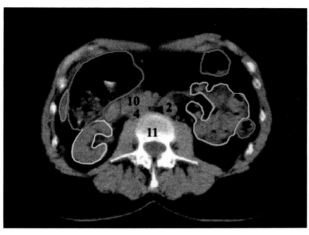

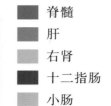

脊髓

肝

右肾

十二指肠

小肠

2–降主动脉
4–下腔静脉
10–胰腺（头部）
11–腰椎体（L3）

图 10.15

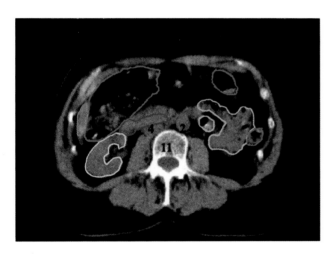

图 10.16

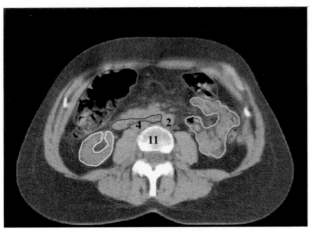

结肠

右肾

十二指肠

小肠

2-降主动脉

4-下腔静脉

11-腰椎体(L3)

图 10.17

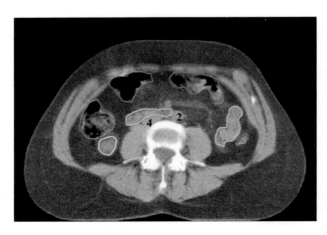

图 10.18

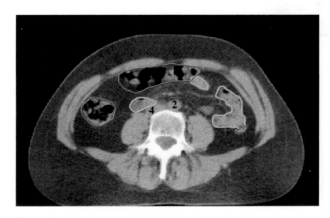

图 10.19

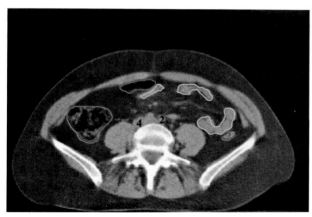

結肠

小肠

2-降主动脉
4-下腔静脉

图 10.20

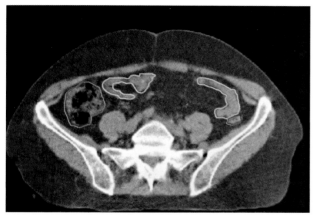

图 10.21

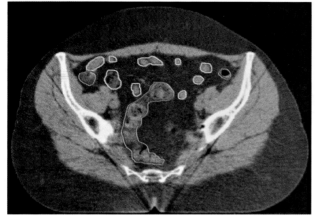

图 10.22

感谢 Antonietta Augurio, Raffaella Basilico, Marianna Trignani 和 Monica Di Tommaso 参与本章的撰写。

（尹丽　译　何侠　校）

第 11 章
男性盆腔

解剖参考点

1– 乙状结肠/膀胱

2–腹直肌

3–髂外血管

4–骶骨

5–精囊

6–前列腺

7–耻骨联合

8–肛提肌

9–前列腺尖部

10–肛门外括约肌

11–阴茎根部

12–坐骨海绵体肌

13–小转子

解剖边界

靶器官	上界	下界	前界
阴茎球部	耻骨联合下 1cm	小转子下缘,耻骨下切线(下支),阴茎海绵体	阴茎海绵体
膀胱	小肠 (其位置取决于充盈程度)	耻骨联合下缘	小肠,腹直肌,耻骨联合(上缘)
直肠	直肠与乙状结肠结合处	肛门外括约肌下缘	前列腺,阴茎球部
尿生殖膈	耻骨联合下缘,坐骨,前列腺尖部	上界下 1~1.5cm	阴茎根部
股骨头	髋臼下缘	髋臼下界	髋臼

颜色图标

■ 膀胱
■ 直肠
■ 右侧股骨头
■ 左侧股骨头
■ 尿生殖膈
■ 阴茎球部

后界	内界	外界	CT 窗值
肛管		坐骨海绵体肌	骨盆：C250，W1000
乙状结肠,精囊,前列腺		髂外血管	骨盆：C250，W1000
骶骨,肛提肌		肛提肌,肛门外括约肌	骨盆：C250，W1000
肛提肌,肛门外括约肌,肛管		坐骨海绵体肌	骨盆：C250，W1000
髋臼	髋臼	股骨颈	骨：C450，W1600

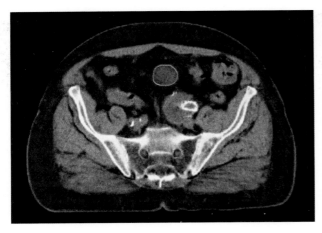

■ 膀胱
■ 直肠

1–乙状结肠/膀胱
2–腹直肌
3–髂外血管
4–骶骨

图 11.1

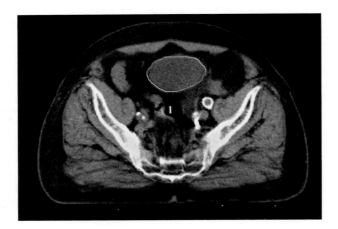

图 11.2

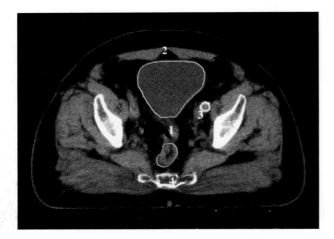

图 11.3

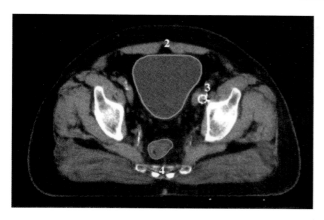

膀胱
直肠
右股骨头
左股骨头

2–腹直肌
3–髂外血管
4–骶骨
5–精囊

图 11.4

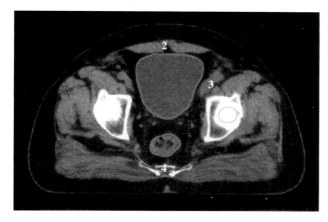

图 11.5

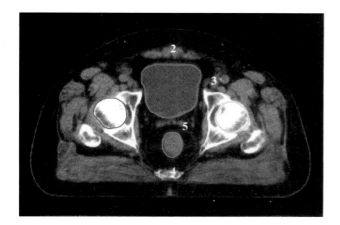

图 11.6

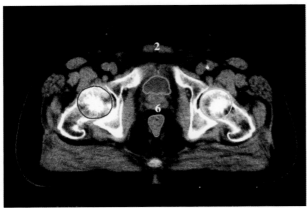

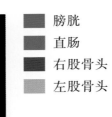

膀胱

直肠

右股骨头

左股骨头

2–腹直肌

6–前列腺

7–耻骨联合

8–肛提肌

图 11.7

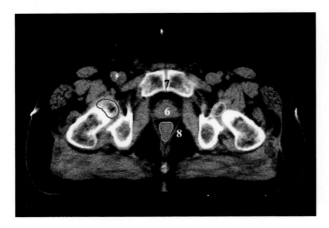

图 11.8

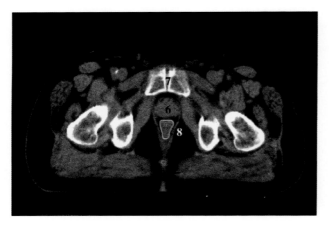

图 11.9

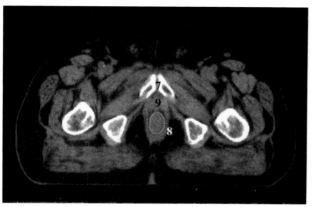

图 11.10

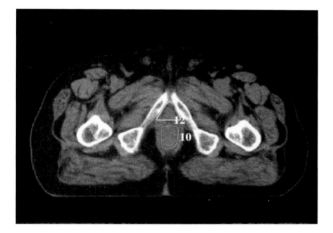

图 11.11

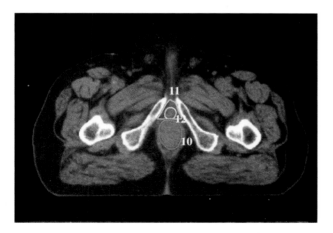

图 11.12

■ 直肠

■ 尿生殖膈

■ 阴茎球部

7–耻骨联合

8–肛提肌

9–前列腺尖部

10–肛门外括约肌

11–阴茎根部

12–坐骨海绵体肌

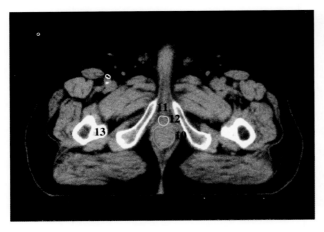

直肠
阴茎球部

10-肛门外括约肌
11-阴茎根部
12-坐骨海绵体肌
13-小转子

图 11.13

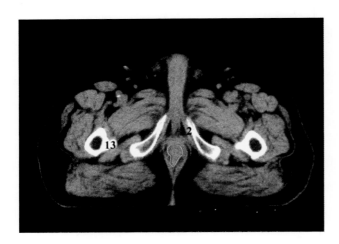

图 11.14

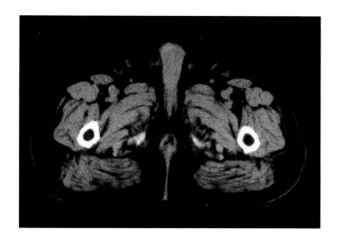

图 11.15

感谢 Antonella Fillippone, Marianna Trignani 和 Monica Di Tommaso 参与本章的撰写。

（尹 丽 译　何 侠 校）

第 **12** 章

女性盆腔

解剖参考点

1-乙状结肠

2-髂外血管

3-髂腰肌

4-髂内血管

5-骶骨

6-腹直肌

7-梨状肌

8-子宫

9-阴道

10-肛提肌

11-耻骨联合

12-坐骨海绵体肌

13-肛外提肌

解剖边界

靶器官	上界	下界	前界
膀胱	小肠(其位置取决于充盈情况)	耻骨联合下缘	小肠,腹直肌,耻骨联合(上缘)
直肠	直肠与乙状结肠结合处	肛门括约肌下界	子宫,阴道
尿生殖膈	耻骨联合下缘,坐骨	上界下 1~1.5cm	
股骨头	髋白下缘	髋白下界	髋白
卵巢		髋白下缘	髂外血管

颜色图标

- 左卵巢
- 右卵巢
- 直肠
- 膀胱
- 右股骨头
- 左股骨头
- 尿生殖膈

后界	内界	外界	CT 窗值
乙状结肠,子宫,阴道		髂外血管	骨盆:C250,W1000
骶骨,肛提肌		肛提肌,肛门外括约肌	骨盆:C250,W1000
肛提肌,肛门外括约肌,肛管		坐骨海绵体肌	骨盆:C250,W1000
髋臼	髋臼	股骨颈	骨:C450,W1600
髂内血管,梨状肌	膀胱,子宫,乙状结肠	髂肌	骨盆:C250,W1000

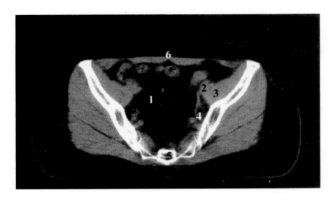

左卵巢

右卵巢

1–乙状结肠
2–髂外血管
3–髂腰肌
4–髂内血管
5–骶骨
6–腹直肌

图 12.1

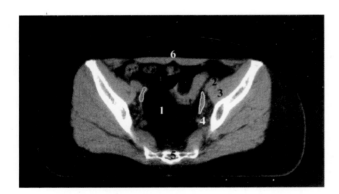

图 12.2

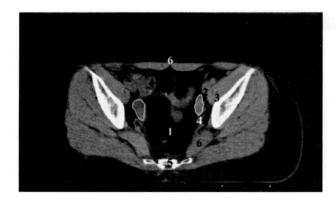

图 12.3

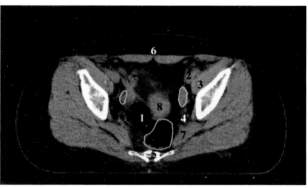

图 12.4

 左卵巢

■ 右卵巢

■ 直肠

1–乙状结肠

2–髂外血管

3–髂腰肌

4–髂内血管

5–骶骨

6–腹直肌

7–梨状肌

8–子宫

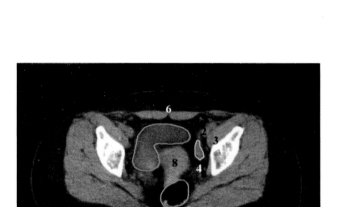

图 12.5

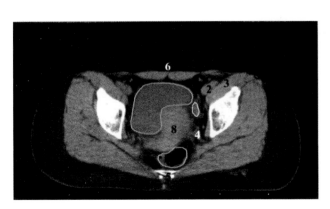

图 12.6

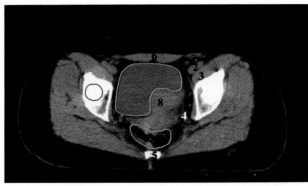

图 12.7

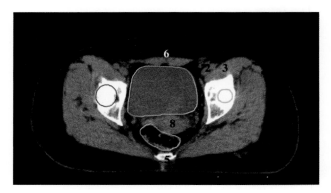

图 12.8

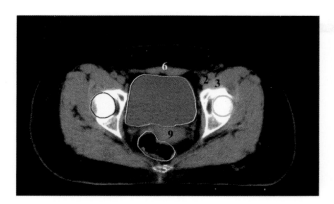

图 12.9

膀胱

直肠

右股骨头

左股骨头

2–髂外血管

3–髂腰肌

4–髂内血管

5–骶骨

6–腹直肌

8–子宫

9–阴道

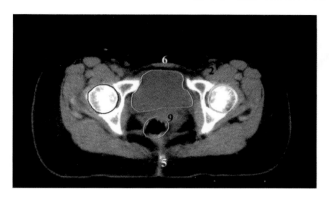

图 12.10

 膀胱
 直肠
 右股骨头
 左股骨头

2–髂外血管
5–骶骨
6–腹直肌
9–阴道
10–肛提肌

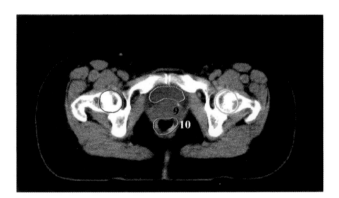

图 12.11

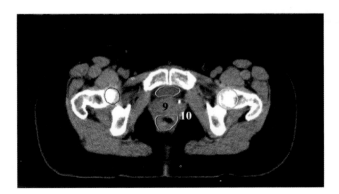

图 12.12

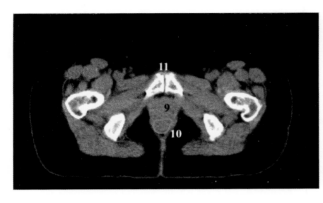

直肠
尿生殖膈

9–阴道
10–肛提肌
11–耻骨联合
12–坐骨海绵体肌
13–肛外提肌

图 12.13

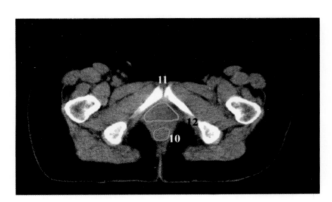

图 12.14

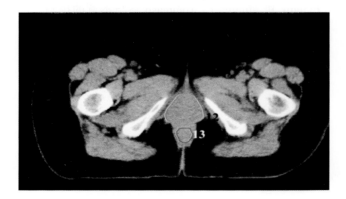

图 12.15

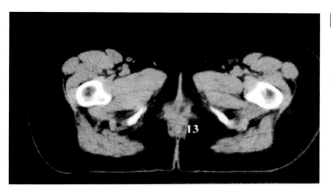

■ 直肠

13-肛外提肌

图 12.16

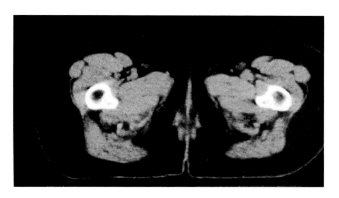

图 12.17

感谢 Antonella Fillippone, Marianna Trignani 和 Monica Di Tommaso 参与本章的撰写。

（尹丽　译　何侠　校）

数字重建图像

不同危及器官区域数字化重建图像如下(附图 1-4)。

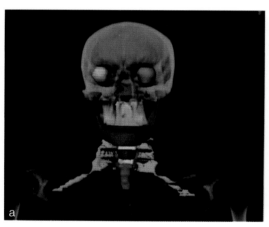

附图 1a,b　脑、头颈部,前面和侧面观。

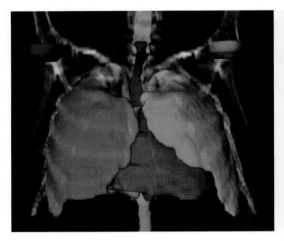

附图 2　纵隔,前面观。

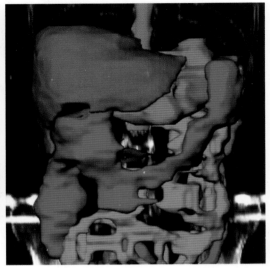

附图 3　腹部,前面观。

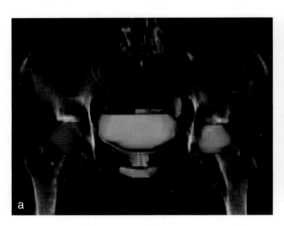

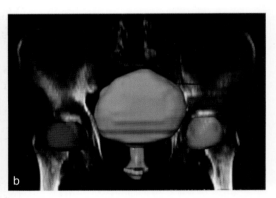

附图 4a,b　男性和女性骨盆,前面观。

感谢 Monica Di Tommaso 参与本内容的撰写。

（尹丽　译　何侠　校）